Frances Elisa Weber

EINE FRAGE DER PHASE

Frances Elisa Weber

EINE FRAGE DER PHASE

WARUM FRAUEN ANDERS SPORT TREIBEN SOLLTEN ALS MÄNNER

KOMPLETTMEDIA

Klimaneutral
Druckprodukt
ClimatePartner.com/13336-1905-1001

MIX
Papier | Fördert
gute Waldnutzung
FSC® C106954
FSC
www.fsc.org

Originalausgabe
2. Auflage 2025
Verlag Komplett-Media GmbH
2024, München
www.komplett-media.de
ISBN: 978-3-8312-0630-8
Auch als E-Book erhältlich

Lektorat: Redaktionsbüro Diana Napolitano, Augsburg
Korrektorat: Elisa Garrett, Bayreuth
Umschlaggestaltung: FAVORITBUERO, München
Illustrationen: Heike Kmiotek, www.heike-kmiotek.de
Satz: Buch-Werkstatt GmbH, Bad Aibling
Druck & Bindung: Florjancic tisk d.o.o., Maribor
Gedruckt in der EU

Aufgrund der besseren Lesbarkeit habe ich mich in diesem Buch gegen das Gendersternchen entschieden. Dafür verwende ich abwechselnd und ausgewogen sowohl das generische Maskulinum als auch das Femininum, um anzuzeigen, wie wichtig mir ein diverses Bild unserer Gesellschaft ist. Alle weiteren Geschlechteridentitäten werden dabei ausdrücklich mitgemeint.

Inhalt

VORWORT:
Dein Menstruationszyklus zählt

Mittlerweile ist es in aller Munde: ein Training und eine Ernährungsweise, welche an den Menstruationszyklus angepasst ist. Kaum ein Medium hat sich im letzten Jahr nicht dem Thema gewidmet. Das Thema scheint mittlerweile immer mehr Menschen zu beschäftigen.

Ich kenne inzwischen alle möglichen Reaktionen dazu: Von »Was für ein Schwachsinn!«, »Schon wieder so ein neuer Fitnesstrend!«, »Das kann doch gar nicht funktionieren!« bis hin zu »Endlich wird über den Zyklus im Sport gesprochen!«, »Ich will mehr darüber erfahren!«, »Zyklusbasiertes Training hat mein Leben verändert!«.

Vielleicht fragst du dich, was steckt denn überhaupt hinter zyklusbasiertem Training und zyklusbasierter Ernährung? Wie soll das funktionieren und woher kommt dieser »Trend« überhaupt so plötzlich?

Lass mich ein wenig Licht ins Dunkel bringen: Frauen wurden in der Forschung lange vernachlässigt und wir wissen bis heute einfach weniger über den weiblichen Körper. Und genau hier sind wir eigentlich auch schon bei der Problematik. Leider fehlt vielen Frauen selbst, Trainern, Coaches und sogar medizinischem Fachpersonal das notwendige Wissen über die einzigartige weibliche Physiologie. Es ist höchste Zeit, darüber aufzuklären, endlich über den Menstruationszyklus (im Sport- und Gesundheitsbereich) zu sprechen und das »Periodentabu« zu brechen. Frauen sollen verstehen, wie ihr Körper funktioniert und wie seine Bedürfnisse erfüllt werden, um ihr volles sportliches Potenzial auszuschöpfen und ihre Gesundheit zu verbessern.

Zyklusbasiertes Training & zyklusbasierte Ernährung – (k)ein Fitnesstrend?!

In der Sport- und Gesundheitsbranche boomt das Geschäft mit neuen Fitnesstrends und Ernährungshacks. Fast täglich wird etwas Neues erfunden und als das Nonplusultra dargestellt. Die typischen Versprechen kennt wohl jede: »Damit erreichst du garantiert deine Traumfigur«, »Nur so baust du Muskeln in kürzester Zeit auf«. Der Markt ist regelrecht überflutet damit und die wenigsten bewahren dabei noch den Durchblick.

Doch mal ganz unabhängig davon – ist dir schon mal aufgefallen, dass sich bei diesen Strategien die Empfehlungen zwischen Frauen und Männern nicht unterscheiden? Ob im Fitnessstudio oder beim Sport im Verein – bei Trainings-/Ernährungsplänen oder sonstigen Gesundheitstipps wird kein Unterschied zwischen den Geschlechtern gemacht. Lediglich im Kraftsport wird unterschiedliches Gewicht empfohlen und bei Ernährungsempfehlungen werden die Mengenangaben entsprechend angepasst, aber das war's dann auch schon.

Dabei ist es offensichtlich, dass Frauen nicht nur eine andere Körperstatur haben, sondern sich auch physiologisch und hormonell vom männlichen Geschlecht unterscheiden. Männer können keine Kinder gebären und bluten nicht monatlich. Klar. Doch genau dieser Fortpflanzungsmechanismus der Natur macht einen entscheidenden Unterschied.

Frauen unterliegen im Gegensatz zu Männern monatlichen hormonellen Schwankungen. Es gibt mittlerweile sowohl auf biologischer Grundlage als auch durch Forschungsergebnisse Beweise dafür, dass der Zyklus unser Energielevel, unsere Stressresistenz, unsere Stimmung und Motivation, unser Risiko für Verletzungen, unser Wohlbefinden ganz allgemein und vieles mehr beeinflusst. Und genau das hat Folgen für unsere sportliche Leistungsfähigkeit, Trainierbarkeit und Anpassungsfähigkeit auf

Trainingsreize. Handelt es sich bei zyklusbasiertem Training und zyklusbasierter Ernährung also vielleicht doch um mehr als um einen vorübergehenden Fitnesstrend?

Was dich erwartet

Ich zeige dir in diesem Buch, wie du deinen Körper optimal unterstützen kannst, um nicht nur im Training und beim Wettkampf zu performen, sondern auch im Alltag davon zu profitieren. Dazu beleuchten wir die weibliche Biologie etwas genauer und widmen uns neben geschlechtsspezifischen Unterschieden natürlich dem Kernstück – dem Menstruationszyklus. Mir ist dabei besonders wichtig, mit Mythen und Klischees rund um den weiblichen Zyklus und zyklusbasierter Trainings- und Ernährungsstrategien aufzuräumen.

Vielleicht hast du selbst schon Zusammenhänge mit deinem Zyklus und deiner sportlichen Performance festgestellt. Vielleicht ist das aber auch eine vollkommen neue Welt für dich und diese beiden Dinge hättest du nie in Verbindung gebracht. In diesem Buch schauen wir uns an …

- wie der Menstruationszyklus die sportliche Leistung, die Trainierbarkeit, das Wohlbefinden und den Nährstoffbedarf beeinflusst,
- welche Lebensstilfaktoren dafür verantwortlich sind,
- welche Hormone dabei eine besondere Rolle spielen,
- wie du optimal im Einklang mit deinem Zyklus trainierst,
- wie Zyklusstörungen mit Training und Ernährung zusammenhängen,
- wie sich hormonelle Verhütungsmittel auf den Körper auswirken,
- wie das perfekte Training und die Ernährung nach der Menopause gestaltet werden sollte,
- wie die perfekte Sporternährung für Athletinnen aussieht.

Du wirst schnell feststellen, dass die Berücksichtigung des weiblichen Zyklus, ob beim Training, der Ernährung oder allgemein, im Alltag ein absoluter Gamechanger ist. Mein Leben hat es definitiv bereichert und ich bin mir sicher, dass auch du davon profitieren wirst. Es warten also einige Aha-Momente auf dich, versprochen!

Für wen ist das Buch geeignet?

Auch wenn ich in diesem Buch mit »du« hauptsächlich menstruierende Personen anspreche, ist dieses Buch an alle gerichtet, die sich für diese spannende Thematik interessieren – also ganz unabhängig vom Geschlecht. Zyklusbasiertes Training und zyklusbasierte Ernährung funktionieren nur bei Frauen mit einem natürlichen Zyklus. Das bedeutet für die Verhütung: Nur bei hormonfreier Verhütung hast du einen natürlichen Zyklus.

Die Empfehlungen richten sich an alle sportlich aktiven Frauen, unabhängig von Sportart und Leistungsniveau. Außerdem bietet das Buch nicht nur für Sportlerinnen einen besonderen Mehrwert, sondern auch für Trainerinnen und Coaches, die mit Sportlerinnen zusammenarbeiten.

Kurz zu mir

Wie so häufig entstehen Sachbücher aus persönlichen Erfahrungen und Herausforderungen. Ich bin zwar keine Leistungssportlerin, aber mein Sportpensum war auf einem ähnlichen Level. Meine größte Leidenschaft liegt im Turnen, Trampolinturnen und Schwimmen. Sport hat mich schon von klein auf begeistert und ich würde am liebsten jeden Tag eine neue Sportart ausprobieren und mich neuen Herausforderungen stellen. Nebenbei bin ich mehrmals die Woche als Kurstrainerin in verschiedenen

Fitnessstudios unterwegs und hatte damals durch mein Sportstudium noch zusätzliche Trainingseinheiten auf dem Plan.

Ich nahm schon immer starke Leistungsschwankungen wahr, ohne zu wissen, was genau dahintersteckt. Kennst du das nicht auch? An manchen Tagen bist du voller Energie und erreichst Bestleistungen beim Training, und an anderen Tagen läuft wirklich gar nichts – und das, obwohl sich an den Umständen wie Schlaf, Ernährung etc. nichts geändert hat? Damals konnte ich mir noch nicht wirklich erklären, woher diese Schwankungen kommen. Bis ich mich irgendwann intensiver mit meinem Zyklus beschäftigt habe. Ich habe angefangen, meinen Zyklus zu dokumentieren, und schnell Zusammenhänge mit meiner sportlichen Leistung und auch mit meiner Motivation festgestellt.

Allerdings zeigte sich während meiner sehr sportintensiven Lebensphase dieses Muster noch nicht, denn meine Periode blieb irgendwann einfach aus – und das für insgesamt drei Jahre. Außerdem stagnierte meine sportliche Leistung (für mich grundlos), ich hatte Schlafprobleme und wurde häufiger krank. Daraufhin suchte ich Rat bei meiner Gynäkologin. Sie meinte jedoch, das Ausbleiben der Periode sei kein Grund zur Sorge: »Die kommt schon wieder, wenn du weniger Sport machst oder weniger Stress hast. Aber solange du nicht schwanger werden willst, brauchst du dir keinen Kopf machen.«

Unter Sportlerinnen ist das Phänomen einer ausbleibenden Periode über Monate oder Jahre hinweg bekannt, ja eigentlich schon fast »normal«. Manche Frauen sehen es sogar als »Auszeichnung« für erfolgreiches und hartes Training. Warum das allerdings alles andere als eine Auszeichnung ist und mit welchen gesundheitlichen Folgen zu rechnen ist, ist leider den wenigsten bewusst. Nachdem ich durch den Besuch bei meiner Gynäkologin nicht wirklich weiterkam, begann ich selbst mit der Recherche. All die Erkenntnisse, die ich gewann, ähnelten fast schon einer Erleuchtung. Ich konnte kaum glauben, dass dieses Wissen nicht längst verbreitet war und Frauen ihren eigenen Körper nicht wirklich kennen.

Für mich änderte sich zu diesem Zeitpunkt einiges. Ich lernte meinen Körper ganz neu kennen, meine Periode kam wieder, ich entwickelte ein viel besseres Körperbewusstsein und baute damit auch eine tiefere Verbindung zu mir selbst auf. Meine Mission stand fest:

Der Menstruationszyklus muss im Sport-, Ernährungs- und Gesundheitsbereich mehr Beachtung finden. Frauen sollten über ihren einzigartigen Körper aufgeklärt werden.

Um diese Vision zu verwirklichen, gründete ich zusammen mit Petra Kuhn (sie nahm damals an meiner Studie teil und beschäftigte sich ebenfalls intensiv mit zyklusbasiertem Training) FEMNETIC. Eine Akademie, die Kurse, Workshops und einen Fernlehrgang anbietet, die speziell auf die weibliche Physiologie und Anatomie ausgerichtet sind. Wir entwickelten zusammen mit einem tollen Expertinnenteam einen Fernlehrgang (die FEMNETIC Female Health Coach Ausbildung), um Trainerinnen und Fachpersonal im Gesundheits- und Sportbereich für zyklusbasierte Trainings- und Ernährungsstrategien auszubilden und damit die Geschlechterlücke etwas weiter schließen zu können.

Mein Buch soll dich dazu ermutigen, deinen Körper aus einem anderen Blickwinkel zu betrachten, ihn schätzen zu lernen und offen über Themen wie die Periode zu sprechen. Außerdem ist es mein persönliches Ziel, ein Umdenken in der Sportwelt zu schaffen, Menschen aufzuklären und Frauen zu zeigen, wie sie mit ihrer einzigartigen Physiologie zusammenarbeiten und eine positive Einstellung zum Frausein im Sport entwickeln.

Ich wünsche dir nun ganz viel Freude beim Lesen und hoffe auf viele »Aha«-Momente für dich.

Deine Frances

»Wenn ich meine Tage habe, möchte ich einfach nur im Bett liegen. Das hilft mir am meisten. Sitzen und so ist dann oft richtig eklig.«

REBECCA

»Ich würde am liebsten dieses (für mich sinnlose) Organ aus meinem Körper nehmen und gegen die Wand klatschen …«

CARO

»Bei mir hilft nur noch der Griff zur Tablette, sonst kann ich krank machen den ganzen Tag. Sogar die Geburt meiner Tochter war weniger schmerzhaft als manche Periode im Laufe meines Lebens.«

ANGELA

»Zum Kotzen, wie viele Veränderungen wir in so kurzer Zeit mitmachen müssen und wie hart wir im Alltag damit klarkommen müssen. Sorry, aber ich hab's echt hart satt, ne Frau zu sein.«

EMMA

EINLEITUNG:
Bin ich als Menstruierende im Sport benachteiligt?

»I really wish I can be a man
so that I don't have to suffer from this.«[1]
Zheng Qinwen

Vielleicht hast du dir schon mal das Gleiche gewünscht wie Qinwen. Nie wieder Periodenkrämpfe, Zyklusbeschwerden oder die Angst vor Blutflecken auf der Hose.

Diese Aussage der Profitennisspielerin Zheng Qinwen landete in den Schlagzeilen, nachdem sie ihre Niederlage bei den Australian Open 2015 auf ihre Menstruationskrämpfe zurückführte und ihre Leistung nicht wie gewohnt abrufen konnte. »It's just girls' things, you know. The first day is always so tough and then I have to do sport and I always have so much pain in the first day. And I couldn't go against my nature.«[2]

Seit den letzten Jahren kursieren immer öfter Aussagen dieser Art von Leistungssportlerinnen in den Medien. Häufig wird dabei, wie von Qinwen, die Periode als »girl thing« bzw. Mädchensache umschrieben. Dabei werden zwei Dinge sofort ersichtlich. Erstens: Die Periode wird immer noch als schambehaftet und Tabuthema deklariert. Zweitens: Die Periode wird als etwas Negatives und gar Unreines dargestellt.

Ganz offensichtlich hatte Quinwen bei diesem Turnier aufgrund ihrer Periodenkrämpfe deutliche Nachteile ihren Gegnerinnen gegenüber. Frau kann sich nun mal nicht aussuchen, wann sie blutet. Da sind Männer ganz klar im Vorteil. An dieser Stelle schon mal der Hinweis: (starke)

Periodenschmerzen und sonstige Zyklusbeschwerden sind nicht »normal«. Von der Natur ist es definitiv nicht gewollt, dass Frauen monatlich für mehrere Tage unter Schmerzen leiden. Das werden wir uns später noch im Detail ansehen.

Klar ist aber auch, dass Menstruationsschmerzen nicht gerade förderlich für Höchstleistungen beim Sport sind. Vielleicht hast auch du schon diese Erfahrung gemacht. Wie wir damit umgehen und es gar nicht erst zu Schmerzen kommt, erfährst du alles ausführlich in diesem Buch.

Nun möchte ich dir aber noch von einem ganz anderen Fallbeispiel berichten: Die legendäre britische Langstreckenläuferin Paula Radcliffe stellte 2002 in Chicago den Weltrekord als schnellste Marathonläuferin auf, und das – jetzt halte dich fest – als sie ihre Periode hatte und unter Menstruationskrämpfen litt. Kaum zu glauben, oder!? Ist die Zyklusphase vielleicht doch gar nicht so entscheidend? Oder könnte die hormonelle Lage während der Menstruation sogar vorteilhaft für die sportliche Leistung sein? Diese Fragen werden wir ebenfalls noch ausführlich besprechen.

Ist es tatsächlich eine Frage der Phase?

Bevor ich mich nicht intensiver mit meinem Menstruationszyklus auseinandergesetzt hatte, war mir nicht im Geringsten bewusst, dass der Zyklus mit dem Sport und dem Ernährungsverhalten zusammenhängt. Vor allem nicht wie sehr. In einer groß angelegten Umfrage aus dem Jahr 2019 unter deutschen Sportlerinnen gaben über 71 Prozent der Frauen an, bisher keine Informationen über das Verhältnis von Sport und ihrem Zyklus erhalten zu haben.[3]

Der Zyklus beeinflusst nicht nur die Fruchtbarkeit und Stimmung sowie den Heißhunger auf Süßigkeiten kurz vor der Periode (den vermutlich jede Frau kennt). Nun zeigen auch Forschungsergebnisse: Er hat Einfluss auf unsere sportliche Performance, und das in vielerlei Hinsicht. Leider berücksichtigt das kaum ein Coach oder Trainer bei seiner Arbeit mit Sportlerinnen. Nicht einmal im absoluten Spitzensport.

Es ist übrigens vollkommen egal, wie ambitioniert du trainierst oder welche Sportart du ausübst – die hormonellen Schwankungen betreffen jede Frau mit natürlichem Zyklus. Ich will dir deshalb zeigen, was für ein Wunderwerk der Menstruationszyklus ist, damit Aussagen wie die von Qinwen und anderen Frauen bald Geschichte sind und Frauen ihren Körper mehr wertschätzen.

Tabuthema Periode im Sport: Warum wir darüber sprechen müssen!

In der Welt des Sports gilt die Periode beziehungsweise der Menstruationszyklus immer noch als Tabuthema. Warum ist das so?

Die Periode – oft (natürlich fälschlicherweise) mit Schwäche gleichgesetzt – wird in einer von Männern dominierten Sportwelt häufig schamhaft verschwiegen. Nicht ganz unschuldig daran sind auch die Medien. Bis vor Kurzem noch wurde in Werbeclips für Hygieneprodukte blaue Flüssigkeit als Periodenblut verwendet. Und Frauen vermeiden es immer noch, in der Öffentlichkeit über ihre Periode zu sprechen. Wie soll da ein positives Verhältnis zu dem eigenen Körper geschaffen werden?

Doch Gott sei Dank ändern sich die Zeiten so langsam. Immer mehr Sportlerinnen treten inzwischen mutig vor und sprechen offen über ihre Erfahrungen. Ein Beispiel dafür ist die Alpin-Skifahrerin Mikaela Shiffrin, die kürzlich in einem Interview nach einem weiteren Weltcupsieg offen über die Herausforderungen ihrer Periodenkrämpfe während des Wettkampfs sprach. Ein amüsanter, aber bezeichnender Vorfall ereignete sich, als ihre Aussage über den »monthly cycle« in einer deutschen Übersetzung als »monatliches Radfahren« wiedergegeben wurde. Dieser Übersetzungsfehler, obwohl humorvoll aufgefasst, veranschaulicht zugleich, wie ungewohnt und fremd das Thema rund um den weiblichen Zyklus im professionellen Sport behandelt wird.

Trainer wissen zu wenig über die weibliche Gesundheit

Vielleicht kennst du den abgedroschenen Spruch: »Sie kann heute nicht kommen, sie hat schon wieder ›Frauenprobleme‹.« Diese unangebrachte Ausdrucksweise verharmlost die oft sehr schmerzhaften Erfahrungen, mit denen viele Frauen regelmäßig konfrontiert sind. Solche Formulierungen tragen zu einem Klima bei, in dem ernsthafte gesundheitliche Anliegen als unwichtig abgetan werden.

In diesem Zusammenhang möchte ich dir eine umfassende Studie aus dem Jahr 2022 mit über 1.000 Sportlerinnen vorstellen, welche die Realität enthüllt.[4] Die Ergebnisse sind alarmierend: Mehr als die Hälfte der befragten Athletinnen beurteilen das Wissen ihrer Trainer und Trainerinnen über Frauengesundheit als schlecht bis sehr schlecht. Besonders beunruhigend ist die Tatsache, dass lediglich 5 Prozent der Athletinnen, die von männlichen Trainern betreut werden, angeben, dass diese ein tiefgehendes Verständnis für Themen der Frauengesundheit besitzen.

Die Kommunikation zwischen Trainerinnen und Sportlerinnen über Zyklusgesundheit ist ebenfalls ernüchternd. Nur 11 Prozent der Athletinnen sprechen offen über Zyklusbeschwerden mit ihren weiblichen oder männlichen Trainern. Diese Zahlen spiegeln wider, warum 81 Prozent der Athletinnen Frauengesundheit als Tabuthema im Sport ansehen.

Die medizinische Betreuung vervollständigt das Bild: Während fast die Hälfte der Sportlerinnen Zugang zu einem Physiotherapeuten hat, steht nur einer verschwindend geringen Anzahl – gerade mal 3 Prozent – eine Gynäkologin zur Verfügung.

Diese Ergebnisse senden eine klare Botschaft: Es bedarf eines tiefgreifenden Wandels im Sport. Wir benötigen sowohl eine bessere gynäkologische Anbindung und medizinische Unterstützung als auch eine verstärkte Aufklärung, die sich auf die spezifischen Gesundheitsbedürfnisse von Sportlerinnen konzentriert. Es ist an der Zeit, das Tabu zu brechen und offene Gespräche über den Menstruationszyklus zu normalisieren.

Keine Athletin sollte sich schämen, wenn es um ihre weibliche Gesundheit geht!

Hinter »Frauenproblemen« stecken meist ernsthafte gesundheitliche Anliegen, die professionelle Aufmerksamkeit und Fürsorge verdienen. Es ist wichtig, dass Frauen sich ernst genommen fühlen und den Mut haben, ihre Symptome offen anzusprechen und entsprechende medizinische Hilfe in Anspruch zu nehmen. Sie verdienen die notwendige Unterstützung und den Zugang zu Informationen. Nicht nur, um auf dem Spielfeld, der Laufbahn oder in Wettkampfsituationen Höchstleistungen zu erbringen, sondern auch, um im alltäglichen Leben ihr volles Potenzial entfalten zu können und ihre Gesundheit zu fördern.

MEINE PERIODE HAT MICH GELEHRT, AUF DIE BEDÜRFNISSE MEINES KÖRPERS ZU HÖREN UND IHM DIE PFLEGE UND AUFMERKSAMKEIT ZU GEBEN, DIE ER VERDIENT. ICH HABE GELERNT, DASS BEWEGUNG UND SPORT WÄHREND MEINER PERIODE NICHT NUR MÖGLICH, SONDERN AUCH VORTEILHAFT FÜR MEINE KÖRPERLICHE UND MENTALE GESUNDHEIT SIND.

Steffi

Erfolg um jeden Preis

»I got caught in a system designed by and for men,
which destroys the bodies of young girls.«
Mary Cain

Beginnen wir dieses Kapitel mit einer Geschichte, die die Sportwelt aufgerüttelt hat: Mary Cain, einst das jüngste amerikanische Laufwunder, eine Athletin, die die Weltbühne mit ihrer Schnelligkeit und ihrem Ehrgeiz eroberte. Doch hinter ihrem Erfolg verbarg sich eine dunkle Realität – die nicht nur Cain kennt. Ihre Geschichte ist ein mahnendes Beispiel dafür, wie entscheidend die Berücksichtigung der weiblichen Physiologie im Sport ist.

Mary Cain trat 2013 mit ihren jungen siebzehn Jahren dem Nike Oregon Projekt bei und machte weltweit Schlagzeilen, als sie im November 2019 in der New York Times ein schockierendes Video über den vermeintlichen Missbrauch im Langstrecken-Trainingszentrum veröffentlichte.

»Ich war das Opfer eines Missbrauchs, durch ein System und einen Mann«, erklärte sie darin.

Sie schildert in dem Video, wie ihr rein männliches Trainerteam obsessiv auf ihr Gewicht fixiert war. Öffentliches Wiegen und verbale Erniedrigungen waren an der Tagesordnung, falls sie die gewünschten Werte nicht erreichte. Jede Leistungseinbuße wurde auf ihr vermeintliches »Übergewicht« zurückgeführt.

Für viele Sportlerinnen, so auch für Cain, bedeutet das Streben nach sportlicher Höchstleistung oft, die eigene Gesundheit zu opfern. Sie glauben, nur dann sportlich erfolgreich zu sein, wenn sie Dinge ertragen, die andere nicht ertragen können. Überlastungsschäden und spätere Gesundheitsprobleme werden als normale Schritte auf dem Weg zum Erfolg angesehen.

Ein bekanntes Phänomen im (Leistungs-)Sport ist, dass Athletinnen häufig ihre Regelblutung verlieren (oder sie erst mit fortgeschrittenem Alter das erste Mal einsetzt), was fälschlicherweise als Zeichen harter Arbeit, also viiiel Training inklusive diszipliniertem Essverhalten, und nicht als Warnsignal gedeutet wird. Doch woher sollen die Mädels auch wissen, dass es ein Alarmzeichen ist? Im Hochleistungssport gilt die weit verbreitete Mentalität: »Do Elite Sport first, get your period back later«, was die Einstellung zur Priorisierung sportlicher Leistung und Erfolge über die gesundheitlichen Bedenken und das Wohlbefinden der Athletinnen unterstreicht.

So kam auch Cain an den Punkt, an dem ihre Gesundheit (insbesondere ihr Hormonsystem) aufgrund von Unterernährung und Übertraining litt. Bei ihr führte dies zu einem Absinken des Östrogenspiegels, dem Ausbleiben ihrer Menstruation für drei Jahre und einer deutlichen Reduzierung ihrer Knochendichte, was mehrere Knochenbrüche zur Folge hatte. Sie geriet in einen Zustand, der als »REDs« (relatives Energiedefizit im Sport) bekannt ist.

Ihr Verzicht und das harte Training zahlten sich also definitiv nicht aus – ganz im Gegenteil, es schadete ihrer Leistungsfähigkeit und ihrer physischen und auch psychischen Gesundheit. Berichten zufolge litt sie irgendwann sogar unter Suizidgedanken. Sie erkannte schließlich selbst, dass eines der größten Probleme darin lag, dass ihre Trainings- und Ernährungspläne nicht für ihren Körper ausgelegt waren und sich außerdem nicht von denen ihrer männlichen Mitstreiter unterschieden haben. Die Vernachlässigung dieser fundamentalen Unterschiede beschränkte nicht nur ihre Entwicklung und Möglichkeiten als Sportlerin, sondern birgt viele gesundheitliche Spätfolgen wie Unfruchtbarkeit, Herz-Kreislauf-Erkrankungen, psychische Probleme und Knochenkrankheiten (wie Osteoporose).

REDs: Alarmzeichen für Sportlerinnen

REDs ist eine relativ neu entdeckte Störung bei Sportlerinnen, welche in den letzten Jahren immer stärker erforscht wurde. Es gibt eine bedeutende Publikation[5] (das Konsensus-Statement des Internationalen Olympischen Komitees), welche 2023 im »British Jorunal of Sports Medicine« erschien und alle neuen und wichtigen Erkenntnisse zusammenfasst.

Meiner Meinung nach ist das Wissen über diese Störung unverzichtbar für jede Sportlerin und jeden Sportler, Trainerin und medizinische Fachkraft, die Wert auf die Gesundheit und sportliche Performance ihrer Athletinnen legt.

Vielleicht hast du schon mal was vom Female Athlete Triad (kurz: FAT) beziehungswiese »Triade der Leistungssportlerinnen« gehört? Denn so wurde diese Störung noch vor ein paar Jahren bezeichnet. Forschende hatten erkannt, dass es bei Athletinnen einen Zusammenhang zwischen dem Ausbleiben der Periode, Essstörungen (hauptsächlich durch einen Mangel an Nahrung) und einer verminderten Knochendichte (bzw. Osteoporose) gab. 2014 wurde durch weitere Untersuchungen entdeckt, dass es sich um viel mehr als bloß eine Triade handelt. Dabei zeigte sich nämlich ein ganzer Komplex an verschiedenen Symptomen. Außerdem wurde erkannt, dass auch männliche Athleten betroffen sein können, wobei der Anteil nur auf etwa 10 Prozent geschätzt wird. Wie der Name schon sagt, handelt es sich bei REDs um einen Zustand, bei dem die Sportlerin oder der Sportler aufgrund eines (anhaltenden oder schweren)

Energiemangels körperlich, aber auch auf emotionaler und psychischer Ebene, stark beeinträchtigt ist.

Die Störung tritt auf, wenn über einen längeren Zeitraum weniger Energie aufgenommen wird, als der Körper eigentlich benötigt, um all seine überlebenswichtigen Aufgaben zu erfüllen.

Besonders betroffen ist das Hormonsystem, was sich dementsprechend auf den gesamten Körper auswirkt. Was das alles genau bedeutet, schauen wir uns jetzt im Detail an.

Wie REDs entsteht

Der Hauptauslöser für dieses Phänomen ist also eine zu geringe Verfügbarkeit an Energie (in Fachkreisen als »LEA« = Low Energy Availability bezeichnet), die entsteht, wenn zu wenig Energie durch die Nahrung aufgenommen wird oder sehr viel Energie (meist durch intensives und umfangreiches Training) verbraucht wird. Oftmals ist es eine Kombination aus beidem. Gerade im Leistungssport ist es meist nicht einfach, täglich den erhöhten Energiebedarf zu decken.

Es lastet auf den Sportlerinnen häufig hoher Druck und Erwartungen sowohl selbstauferlegt als auch von Trainern, Eltern oder dem Umfeld. Dieser Druck kann zum Übertraining führen: Intensives Training, besonders ohne ausreichende Erholung, verbraucht viel Energie. Wird dieser Zustand durch eine unzureichende Kalorienaufnahme verschärft, ist die Vorlage, REDs zu entwickeln, geradezu perfekt.

Hinzu kommt das heutige, von sozialen Medien geprägte Schönheitsideal, das das Selbstbild vieler Athletinnen prägt. Ein niedriges Selbstwertgefühl und eine negative Wahrnehmung des eigenen Körpers können dazu führen, dass Sportlerinnen versuchen, durch weniger Essen und übermäßiges Training ihr Gewicht und ihre Leistung zu kontrollieren – getrieben von dem Gedanken, so aussehen zu müssen, wie es das Idealbild vorgibt. So sind auch Essstörungen wie Anorexie und Bulimie unter Athletinnen keine Seltenheit.

Die unterschätzte Gefahr von REDs

Wenn unser Körper über längere Zeit mehr Energie verbraucht, als er durch Nahrung bekommt, gerät er in Alarmbereitschaft. In dieser Phase reagiert der Körper, indem er Stresshormone wie Cortisol vermehrt und dauerhaft freisetzt. Diese Hormone können tiefgreifende Auswirkungen haben und lösen in unserem Körper abbauende Prozesse aus, die als »katabol« bezeichnet werden. Insgesamt kommt es dadurch außerdem zu einem Hormonmangel.

Stell dir das wie eine Kettenreaktion vor: Eine Störung im Hormonhaushalt kann dazu führen, dass zahlreiche Körperfunktionen beeinträchtigt werden. Darunter fallen essenzielle Funktionen wie unser Stoffwechsel, unsere Fortpflanzungsfähigkeit, das Herz-Kreislauf-System, unser Immunsystem, die Verdauung, die Gesundheit unserer Muskeln und Knochen und vieles mehr. Es betrifft also unseren gesamten Körper. Auch unsere emotionale und psychische Gesundheit ist meist stark beeinträchtigt. Es ist, als ob ein kleines Rädchen im großen Uhrwerk unseres Körpers ins Stocken gerät und plötzlich das ganze System durcheinanderbringt.

Es kann vorkommen, dass einzelne oder mehrere dieser Funktionen gleichzeitig beeinträchtigt werden, was nicht nur unser allgemeines Wohlbefinden, sondern auch unsere sportliche Leistungsfähigkeit und das Risiko von Verletzungen beträchtlich erhöhen kann.

Folgende Symptome können bei REDs auftreten:[6]

- Menstruationsstörungen oder Amenorrhö
- Verminderte Knochenmineraldichte (erhöhtes Risiko für Stressfrakturen und Osteoporose)
- Erschöpfung, verminderte Leistungsfähigkeit
- Veränderungen im Stoffwechsel, z. B. verlangsamter Stoffwechsel
- Gewichtsverlust oder Schwierigkeiten, Gewicht zu halten
- Psychische Auswirkungen, wie z. B. Stimmungsschwankungen, Depressionen, Angstzustände
- Entwicklungsstörungen / Beeinträchtigtes Wachstum bei jungen Athleten
- Immunsystemschwäche (erhöhte Anfälligkeit für Krankheiten und Infektionen)
- Beeinträchtigung der Herzgesundheit, wie z. B. niedrige Herzfrequenz und Blutdruck
- Gastrointestinale Probleme, wie z. B. Magen-Darm-Beschwerden
- Kognitive Beeinträchtigungen wie Konzentrationsstörungen

Das Phänomen REDs bleibt leider oft unerkannt oder wird in der Sportkultur verharmlost. Mediziner, Trainer und Sportler selbst neigen dazu, die kurzfristigen Vorteile einer geringen Energieverfügbarkeit, wie etwa ein niedrigeres Körpergewicht im Ausdauersport, zu betonen. Diese kurzfristigen Vorteile können tatsächlich zu vorübergehenden Leistungssteigerungen führen und werden oft durch soziale Anerkennung von Trainern und Coaches verstärkt (so auch im Fall Mary Cain). Im Profisport steht die Leistungssteigerung im Fokus, wobei gesundheitliche Aspekte leider oft unter den Tisch fallen. Allerdings sind die langfristigen Auswirkungen eines andauernden Energiemangels auf die Gesundheit und Leistungsfähigkeit nicht zu unterschätzen. Vielen Coaches und Sportlerinnen selbst ist das nicht bewusst, weshalb Aufklärung in diesem Bereich äußerst notwendig ist.

REDs – warum bleibt die Periode aus?

Im Zustand einer zu geringen Energieverfügbarkeit reagiert der Körper mit Energiesparmaßnahmen. Beispielsweise entscheidet sich der Körper dagegen, weniger lebenswichtige Funktionen wie die Fortpflanzungsfunktion aufrechtzuerhalten. Der Körper priorisiert in solchen Phasen lediglich die Aufrechterhaltung lebenswichtiger Funktionen wie Herzschlag, Atmung und grundlegende Stoffwechselprozesse. Deshalb schränkt der Körper die Produktion bestimmter Hormone ein, die für die reproduktiven Prozesse notwendig sind, was zum Ausbleiben der Periode führt und als »Amenorrhö« bezeichnet wird. Genauer gesagt als »hypothalamische Amenorrhö«. Denn der Ursprung der Störung beginnt im Gehirn, besser gesagt im Hypothalamus, eine Schaltzentrale unseres Gehirns, die eigentlich dafür sorgt, dass unser Zyklus störungsfrei abläuft.

Im Fall des REDs werden aufgrund des Energiemangels vom Hypothalamus nicht genügend Signale (besser gesagt Hormone) weitergeleitet und produziert, sodass das ganze System ins Stocken gerät und die Fruchtbarkeit eingeschränkt wird.

Nicht alle Frauen, die von REDs betroffen sind, verlieren ihre Periode, und nicht bei allen, die von Amenorrhö betroffen sind, liegt REDs vor.

DER MENSTRUATIONSZYKLUS ALS GESUNDHEITSTRACKER

Wie du am Beispiel REDs erkennen kannst, ist der Menstruationszyklus ein wertvolles Werkzeug zur Beurteilung deiner allgemeinen Gesundheit. Er fungiert wie ein biologisches Fenster, das Einblicke in das Gleichgewicht des Körpers gibt. Regelmäßige Zyklen deuten auf ein gut funktionierendes hormonelles System hin, während Unregelmäßigkeiten oder das Ausbleiben der Periode oft auf Probleme wie einen Energiemangel oder auch auf andere Gesundheitsprobleme und Stress hindeuten können. Der Zyklus bietet somit eine direkte Reflexion der körperlichen und hormonellen Gesundheit, was ihn zu einem unverzichtbaren Tool für das Wohlbefinden und die Gesundheitsüberwachung macht.

Erschreckend viele Sportlerinnen sind betroffen

Obwohl die Thematik rund um REDs noch zu wenig bekannt ist, haben zahlreiche Studien gezeigt, dass erstaunlich viele Frauen davon betroffen sind, und die Dunkelziffer ist weiterhin hoch. Ich selbst kann mich mit dazuzählen. Je nach Studie sind in etwa zwischen 20 Prozent und 60 Prozent der Athletinnen davon betroffen.[7] In einer Studie[8] mit Cheerleaderinnen waren sogar 80–90 Prozent betroffen.

Für die renommierte Zeitschrift »Leistungssport« hatte ich die Ehre, einen Artikel zu diesem Thema zu verfassen, in dem ich dieselben Studien zitierte. Kurz vor der Veröffentlichung erreichte mich eine überraschende

Rückfrage der Herausgeber: Sie wollten wissen, ob es sich bei meinen Zahlenangaben um einen Tippfehler handelte und ich eigentlich 2–6 Prozent meinte. Tatsächlich ist es erstaunlich und gleichzeitig alarmierend, dass ein so hoher Prozentsatz an Sportlerinnen von REDs und Zyklusstörungen betroffen ist.

Das Auftreten von REDs variiert außerdem je nach Sportart, Trainingsumfang und Leistungsniveau. Besonders gefährdet sind Athletinnen, die im Ausdauersport aktiv sind, wie Laufen oder Leichtathletik, gefolgt von Sportarten, bei denen das äußere Erscheinungsbild oder eine bestimmte Gewichtsklasse entscheidend ist, wie im Turnen, Ballett oder Gewichtheben.[9, 10]

REDs betrifft nicht nur Leistungssportlerinnen

Viele Frauen trainieren in ihrer Freizeit auf einem ähnlichen Niveau wie im Leistungssport. Und einige schaffen es dabei nicht, ihr Energiedefizit auszugleichen. Manche sind sich dessen gar nicht im Klaren, andere verzichten jedoch bewusst darauf.

Beide Szenarien kenne ich aus meinem Bekanntenkreis zu gut. Im Freizeitsport spielen nämlich oft ästhetische Gründe eine größere Rolle als die sportliche Leistung. Die fehlenden Kenntnisse über die Bedeutung einer ausreichenden Energiezufuhr für das Training und die allgemeine Gesundheit steigern das Risiko. Besonders in einer Diät- und Fitnesskultur, die intensives Training ohne angemessene Ernährungsberatung fördert. Leider vermitteln Trainerausbildungen, Frauenmagazine und soziale Medien häufig den Ansatz, dass ein schlanker und schöner Körper am besten durch intensiven Sport und reduzierte Nahrungsaufnahme erreicht wird. Diese Herangehensweise ist allerdings nur über einen kurzen Zeitraum erfolgreich. Denn wie du nun weißt, versetzt eine Kalorienrestriktion den Körper sozusagen in eine »Alarmsituation«, wobei Stresshormone vermehrt ausgeschüttet werden. Und Stress ist einer *der* Hauptfaktoren für ein Hormonungleichgewicht und damit auch für Zyklusstörungen und REDs.

Die Angst vor Kohlenhydraten

»Low-Carb«- oder »No-Carb«-Diäten erfreuen sich schon seit Jahren großer Beliebtheit – eine einfache Methode, um Gewicht zu verlieren. Ja, vielleicht um kurzfristig ein paar »überschüssige Pfunde« zu verlieren, das mag sein. Aber gerade bei Frauen ist eine regelrechte Angst vor Kohlenhydraten zu beobachten, basierend auf der Annahme, dass diese unweigerlich zur Gewichtszunahme führen.

Falls du auch so denkst, kann ich dich beruhigen: Der Verzicht auf Kohlenhydrate ist nicht der Schlüssel zu deinem Wohlfühlkörper. Ganz im Gegenteil! Forschungsergebnisse zeigen, dass bereits eine geringe Verfügbarkeit von Kohlenhydraten (Low Carbohydrate Availability, LCA) negative Auswirkungen auf verschiedene Gesundheitsaspekte hat. Darunter leiden zum Beispiel das Immunsystem, die Knochengesundheit und der Eisenhaushalt, welcher entscheidend für dein Energielevel ist.

Eine zu geringe Energiezufuhr im Allgemeinen und speziell eine zu niedrige Kohlenhydrataufnahme führen dich regelrecht in ein Hormonchaos.[11] Wer Leistung bringen will, braucht ausreichend Energie und Carbs!

Warum das so ist? Kohlenhydrate sind ab einer bestimmten Trainingsintensität das Hauptsubstrat für körperliche Betätigungen. Zusätzlich reagieren die weiblichen Sexualhormone besonders empfindlich auf die Verfügbarkeit der Kohlenhydrate. Dieser Fakt sollte auch bei Ernährungsempfehlungen zwischen den Geschlechtern beachtet werden.

Wusstest du, dass sich sogar dein Stoffwechsel anpasst, wenn du dich länger in dem LEA-Zustand befindest?[12] Der Körper passt sich an, indem er weniger Kohlenhydrate verbrennt und stattdessen vermehrt auf Fettsäuren zurückgreift. Diese Umstellung kann sich negativ auf die sportliche Leistung auswirken, da der Körper nun nicht mehr optimal seine bevorzugten Energiequellen nutzen kann. Außerdem wurde in Studien festgestellt, dass eine Kohlenhydratrestriktion sowohl das Verletzungsrisiko als auch das Krankheitsrisiko um 9 Prozent erhöht.[13]

Kurzum: Wer langfristig auf Kohlenhydrate verzichtet, schadet nicht nur seiner sportlichen Leistung, sondern auch seinem Hormonsystem und seiner Gesundheit![14]

Tatsächlich erreichen durchschnittlich etwa 71 Prozent der Sportlerinnen die aktuellen Kohlenhydratempfehlungen nicht.[15] Die aktuellen Richtlinien großer Sportorganisationen, wie des Internationalen Olympischen Komitees, empfehlen 5 bis 12 Gramm Kohlenhydrate pro Kilogramm Körpergewicht täglich. Nach einem Training, das die Glykogenspeicher (Glykogen = unsere gespeicherten Kohlenhydrate in Leber und Muskeln) leert, sollten mindestens 1,2 Gramm Kohlenhydrate pro Kilogramm Körpergewicht innerhalb von 4 bis 6 Stunden aufgenommen werden.

NIE WIEDER CARBSHAMING!

Vielleicht bist du davon überzeugt, dass eine Low-Carb-Ernährung für dich das Richtige ist, du dich damit wohlfühlst und »trotzdem« leistungsfähig bist. Das ist völlig in Ordnung. Aber hast du schon mal überlegt, deinen Kohlenhydratanteil zu erhöhen? Falls nicht, könnte das absolut einen Versuch wert sein. Schließlich zeigen Forschungsergebnisse, dass eine angemessene Kohlenhydratzufuhr im Vergleich zu einer reduzierten Aufnahme folgende Vorteile bringen kann:

- Bessere Leistungsfähigkeit & mehr Energie
- Geringeres Infektions-/Erkrankungsrisiko
- Fördert die hormonelle- und Zyklusgesundheit
- Geringeres Verletzungsrisiko & stabile und gesunde Knochen
- Optimierung der Eisenaufnahme und -regulation
- Prävention von Nährstoffdefiziten (wie Kalzium und Eisen)
- Reduzierung des Risikos für LEA/REDs

Wenn du also noch zweifelst, ob Kohlenhydrate wirklich so schlecht sind, wie oft behauptet wird, probiere es einfach mal aus und beobachte, wie dein Körper und deine Leistung darauf reagieren.

REDs-Folgen für immer?

An dieser Stelle eine gute Nachricht: Die meisten gesundheitlichen Folgen von REDs können zum größten Teil rückgängig gemacht werden. Je früher du aktiv wirst, desto besser. Die Therapie erfolgt ganz individuell und wird je nach Schweregrad, Symptomen und Hauptauslöser zugeschnitten.

Im Mittelpunkt steht fast immer eine Reduzierung des Trainingsvolumens oder eine Trainingspause, begleitet von gezielten Ernährungsanpassungen. Wie du dir sicher vorstellen kannst, liegt der Fokus hierbei auf einer Erhöhung der Kalorien- und Kohlenhydratzufuhr. Oft kommen weitere Therapien wie Physiotherapie, Psychotherapie oder spezielle Trainingsprogramme zum Knochenaufbau hinzu. So kann nicht nur deine Leistungsfähigkeit, sondern auch die Menstruationsfunktion wiederbelebt werden.

Ein kritischer Punkt bleibt jedoch die Knochengesundheit. Der während der Energieunterversorgung erlittene Knochenverlust ist leider nicht vollständig reversibel.[16] Das bedeutet, dass Osteoporose und ein erhöhtes Verletzungsrisiko weiterhin ein Thema sein können – selbst in jungen Jahren. Diese Erkenntnis macht die Prävention umso wichtiger.

Bin ich betroffen?

Wenn du einige der beschriebenen Symptome an dir feststellst, zögere nicht, das Thema sowohl mit deinem Trainer als auch mit einem Arzt zu besprechen. Leider ist REDs selbst in gynäkologischen oder sportmedizinischen Fachkreisen oft noch wenig bekannt, was die Diagnosestellung und Behandlung erschwert. Im Internet finden sich jedoch ein paar Expertinnen, die speziell REDs-Sprechstunden anbieten.

Eine nützliche Ressource ist das »REDs-Scanning-Tool«, welches im British Jounal of Sports Medicine[17] veröffentlicht wurde. Dieses Instrument hilft dabei, das Risiko für REDs bei Athletinnen einzuschätzen. Sei dir aber bewusst: Auch wenn solche Tools hilfreich sind, ersetzen sie keine professionelle medizinische Beratung.

ACHTSAMKEIT UND SELBSTFÜRSORGE ALS BASIS FÜR UNSERE GESUNDHEIT UND SPORTLICHE LEISTUNG

»No pain, no gain?« Spätestens durch die Lektionen aus dem ergreifenden Fallbeispiel von Mary Cain und den Erkenntnissen über REDs wird dir bewusst geworden sein, dass dieses Konzept nicht aufgeht. Besonders nicht für Frauen.

Mit dem Kapitel will ich dir außerdem vermitteln, wie essenziell ein ausgewogenes Verhältnis zwischen Training, Ernährung, Regeneration und der Beachtung unserer körperlichen Signale ist. Es geht außerdem um viel mehr als darum, immer Leistung zu bringen – das wichtigste Fundament sollte unsere Gesundheit und die Achtsamkeit unserem Körper gegenüber sein. Marys Geschichte zeigt uns die Bedeutung, unseren Körper nicht als Gegner, sondern als unseren stärksten Verbündeten zu betrachten.

Es wird deutlich, dass eine pauschale Herangehensweise an Training und Ernährung nicht ausreicht. Vielmehr bedarf es einer individuellen, auf unser Geschlecht und unseren Zyklus abgestimmten Strategie.

Frauenkörper ticken anders

»Wenn beide Geschlechter das Gleiche trainieren, trainiert eine*r falsch!«

So lautet der erste Satz in der Leistungssportzeitschrift des DOSB (Deutscher Olympischer Sportbund) »Frauen im Leistungssport«.

Es hat lange Zeit gedauert – genauer gesagt bis 2023 –, bis die Thematik in einer hoch renommierten Sportzeitschrift endlich Anklang fand. Jedenfalls hätten sie es besser nicht auf den Punkt bringen können.

Ganz offensichtlich unterscheiden sich die biologischen Geschlechter anatomisch, physiologisch und hormonell. In diesem Kapitel findest du wichtige Hinweise darauf, weshalb sich Trainingspläne und Ernährungsempfehlungen zwischen Männern und Frauen unterscheiden sollten. Doch wie ausschlaggebend sind die geschlechtsspezifischen Unterschiede für die sportliche Performance tatsächlich?

Apropos Geschlechter: Insgesamt ist die ganze Thematik rund um »das Geschlecht« und die »biologische Geschlechterdeterminierung« äußerst komplex und betrifft weit mehr als die Produktion von Ei und Samenzellen.

Wie viele »Geschlechter« gibt es eigentlich?

Ich möchte vorab ein paar Begrifflichkeiten klären, um mögliche Missverständnisse auszuschließen. Biologisch gesehen gibt es zwei »Hauptgeschlechter«, die im Zusammenhang mit der Fortpflanzung stehen:

männlich und weiblich. Dies wird oft anhand der Geschlechtschromosomen bestimmt, wobei Individuen mit XY-Chromosomen in der Regel als männlich und solche mit XX-Chromosomen als weiblich betrachtet werden. Dies bestimmt tatsächlich die Produktion von Ei- oder Samenzellen.

Allerdings gibt es auch Variationen und Ausnahmen in der Natur, die auf Chromosomenanomalien oder genetische Vielfalt zurückzuführen sind. Einige Menschen werden mit sogenannten Intersex-Differenzierungen geboren, bei denen ihre Geschlechtsmerkmale nicht eindeutig männlich oder weiblich sind. Dies unterstreicht die biologische Vielfalt und zeigt, dass die Geschlechtsdifferenzierung nicht immer so klar ist wie XY oder XX.

Darüber hinaus geht die Geschlechtsidentität, die sich auf das individuelle Selbstverständnis als männlich, weiblich, beides, weder noch oder in anderen Formen bezieht, oft über die biologische Determinierung hinaus. Menschen können sich unabhängig von ihrer biologischen Geschlechtsdifferenzierung als Mann, Frau, nicht-binär oder in anderer Weise identifizieren. Die Vielfalt der Geschlechtsidentitäten zeigt, dass Geschlecht nicht allein durch biologische Merkmale definiert ist, sondern auch durch viele weitere Faktoren.

Ich verwende aus Gründen der Einfachheit und des besseren Leseflusses die Begriffe »männlich« und »weiblich«, um biologische Unterschiede, insbesondere im Zusammenhang mit dem Menstruationszyklus, anzusprechen. Ich möchten jedoch betonen, dass dies keineswegs bedeutet, dass andere Geschlechteridentitäten oder Personen, die nicht über einen Menstruationszyklus verfügen, ausgeschlossen sind. Es soll keine Ausgrenzung anderer Identitäten bedeuten und sich niemand aufgrund dieses vereinfachten Ansatzes ausgegrenzt fühlen.

Unsere Körperzusammensetzung: Die Feinheiten sind entscheidend

Starten wir erst mit dem Offensichtlichen: Frauen sind im Durchschnitt kleiner und leichter und haben einen höheren Körperfettanteil, eine andere Körperfettverteilung und einen geringeren Anteil an Muskelmasse als Männer. Zu den strukturellen Merkmalen der Frau gehören ein breiteres Becken, kürzere Beine, schrägere Oberschenkel, ein größeres Verhältnis von Bein- zu Körpergewicht und einen größeren Tragewinkel (Winkel zwischen Oberarm und Rumpf, wenn die Arme locker an der Seite herunterhängen) des Arms.[18]

Diese Unterschiede sind nicht nur äußerlich sichtbar, sondern haben auch evolutionäre Gründe, die vor allem mit der Fortpflanzung zusammenhängen. Wenn wir hier tiefer eintauchen, entdecken wir ein ganzes Spektrum an Besonderheiten, die die sportliche Performance beeinflussen und auch praktische Auswirkungen haben: Sie äußern sich nämlich in verschiedenen Techniken, Verletzungsmustern und auch in der Leistungsfähigkeit zwischen den Geschlechtern.[19]

Neben den recht offensichtlichen körperlichen Unterschieden zwischen den Geschlechtern gibt es feinere anatomische Differenzen, die weniger bekannt sind. Diese können weitreichende Folgen haben, insbesondere im Sport. Ein Beispiel hierfür ist das höhere Risiko von Frauen, Kreuzbandverletzungen zu erleiden. Sie gelten schon fast als Epidemie unter Sportlerinnen.

Der Q-Winkel

Obwohl das Kniegelenk und sein Bandapparat bei Frauen und Männern ähnlich aufgebaut sind, gibt es entscheidende Unterschiede. Einer davon ist der Quadrizeps-Winkel, auch Q-Winkel genannt. Er entsteht durch die Ausrichtung des Quadrizepsmuskels an der Oberschenkelvorderseite und der Patellasehne, die über die Kniescheibe führt. Bei Frauen ist der Q-Winkel aufgrund ihres breiteren Beckens – eine natürliche Anpassung für die Gebärfähigkeit – tendenziell größer. Ein größerer Q-Winkel bedeutet, dass der Quadrizeps die Kniescheibe stärker nach außen zieht. Dieser größere Winkel kann zu Problemen führen, insbesondere bei Landungen und schnellen Richtungswechseln, und macht Frauen anfälliger für Verletzungen.[20]

Frauen verletzen sich häufiger

Wusstest du, dass Frauen ein sechsfach höheres Risiko haben, sich das Kreuzband zu verletzen – und das ohne Fremdeinwirkung? Beinahe die Hälfte der betroffenen Athletinnen treibt nie wieder Leistungssport und 35 Prozent erreichen ihr früheres sportliches Niveau nicht wieder.[21] Es gibt leider unzählige Frauen, die aufgrund von schwerwiegenden Verletzungen ihre Lieblingssportart nicht mehr ausüben können. Im Leistungssport kann sich dadurch das ganze Leben plötzlich auf den Kopf drehen.

Außerdem haben Frauen nicht nur ein höheres Risiko, Kreuzbandverletzungen zu erleiden, wir haben allgemein ein höheres Verletzungsrisiko. Beispielsweise ist das Risiko für Verletzungen der Schulter und des Sprunggelenks um bis zu das zweifache höher.[22] Der Q-Winkel ist nicht der einzige Faktor, der das erhöhte Verletzungsrisiko bei Frauen erklärt. Zum Beispiel haben Frauen oft einen überaktiven Quadrizeps im Verhältnis zur hinteren Oberschenkel- und Gesäßmuskulatur, was das Knie weniger stabilisiert. Auch eine höhere Laxizität der Bänder, im Vergleich zu denen der Männer, könnte zu häufigeren Verletzungen beitragen.

Neben diesen anatomischen Unterschieden gibt es auch andere Faktoren, die zur erhöhten Verletzungsanfälligkeit bei Frauen beitragen. Diese werden im Zusammenhang mit dem »Gender Resource Gap« in einem späteren Kapitel genauer betrachtet (➔ Seite 67).

Klar ist, dass wir an unserer Anatomie nichts ändern können. Genau deshalb ist es so wichtig, ein Bewusstsein für das höhere Verletzungsrisiko und die geschlechtsspezifischen Unterschiede zu schaffen. Gezielte präventive Maßnahmen, besonders im Training von Mädchen und Frauen, sind essenziell, um Verletzungen vorzubeugen. Coaches und Trainer spielen hier eine Schlüsselrolle: Durch das Verständnis dieser Risiken und die Anwendung entsprechender Trainingsmethoden lässt sich eine Vielzahl von Verletzungen verhindern.

WIR BRAUCHEN GESCHLECHTSSPEZIFISCHE PRÄVENTIONSPROGRAMME

Du bist deiner Anatomie nicht ausgeliefert! Es gibt viele gut erprobte Übungen und Aufwärmprogramme, mit denen du selbst dein Verletzungsrisiko senken kannst.

Es gibt bereits ein paar tolle Trainingsprogramme im Internet. Beispielsweise findest du bei YouTube unter **»ACL injury prevention for females«** sehr effektive und funktionelle Übungen, um Verletzungen vorzubeugen. Sie zielen besonders auf muskuläre Dysbalancen, Muskelschwäche, schlechte Landungsmechaniken und eingeschränkte Beweglichkeit ab. Der Fokus liegt dabei auf der Technik, Kontrolle und Qualität der Bewegung.

Mittlerweile wurden auch spezielle Präventionsprogramme für Athletinnen entwickelt, die dazu beitragen, das Verletzungsrisiko zu reduzieren. Eines der bekanntesten Programme ist das **FIFA 11+ Programm,** was sich als sehr effektiv für Fußballspielerinnen erwiesen hat. Du kannst es dir im Internet kostenlos downloaden. Es umfasst ein Warm-up-Programm, das auf Kraft, Agilität und Gleichgewicht fokussiert. Die regelmäßige Anwendung des FIFA 11+ Programms kann das Verletzungsrisiko um bis zu 30–50 Prozent reduzieren.[23]
Das **PEP (Prevent injury and Enhance Performance) Programm** wurde entwickelt, um speziell das Risiko von vorderen Kreuzbandverletzungen bei weiblichen Athleten zu verringern, und beinhaltet Aufwärmübungen, Krafttraining, Übungen zur Verbesserung der Lauftechnik und vieles mehr. Das PEP-Programm kann das Risiko von Kreuzbandverletzungen bei weiblichen Fußball- und Basketballspielerinnen um etwa 74 Prozent reduzieren.[24]
Ein effektives Anti-Verletzungs-Warm-up findest du außerdem auf www.TheWell-HQ.com/warmup.

Herz-Kreislauf-System & Sauerstoffversorgung

Bei Frauen ist das Herz im Durchschnitt kleiner als bei Männern, was zu einem geringeren Herzzeitvolumen führt. Das bedeutet, dass das Herz pro Schlag weniger Blut durch den Körper pumpt. Auch die Lungenkapazität spielt eine Rolle – sie ist bei Frauen um etwa 25–30 Prozent geringer als bei Männern. Dies führt nicht nur zu einem niedrigeren diastolischen Druck und einer geringeren maximalen Herzfrequenz, sondern auch dazu, dass Frauen für die gleiche Belastung mehr Sauerstoff benötigen als Männer. Diese Unterschiede beeinflussen, wie effizient Sauerstoff während des Trainings genutzt werden kann. Die geringere maximale Sauerstoffaufnahmekapazität (um etwa 10–15 Prozent), kombiniert mit einer höheren Herzschlagfrequenz, bedeutet aber auch nicht unbedingt, dass Frauen bei gleicher Anstrengung intensiver arbeiten müssen, um Sauerstoff zu den Muskeln zu transportieren.

Es deutet aber darauf hin, dass der weibliche Körper möglicherweise nicht in der Lage ist, Sauerstoff bei hochintensiven Aktivitäten so effizient zu nutzen wie Männer.

Dazu kommt, dass Frauen im Schnitt 15 Prozent weniger Hämoglobin haben, das Protein in den roten Blutkörperchen, das Sauerstoff bindet und transportiert.[25] Dies kann vor allem in Ausdauersportarten wie dem Laufen eine Rolle spielen, wo eine effiziente Sauerstoffnutzung entscheidend ist.[26]

Frauenherzen »ticken« anders

Das Frauenherz ist zwar kleiner, jedoch leistet es Außergewöhnliches, wofür besonders das weibliche Geschlechtshormon Östrogen sorgt. Beispielsweise ist es in der Schwangerschaft darauf ausgelegt, gleich zwei Menschen versorgen zu können, und kann bis zu 30 Prozent größer werden. Außerdem sorgt das Östrogen dafür, die Blutgefäße intakt zu halten, und schützt Frauen vor Gefäß- und Herzkrankheiten. Nach der Menopause (der letzten Periodenblutung im Leben einer Frau), fällt aufgrund des Abfalls des Östrogenspiegels dieser Schutz jedoch weg. Untersuchungen zeigen, dass Frauen insgesamt zwar weniger von Herzinfarkten betroffen sind, jedoch häufiger daran sterben. Das liegt vor allem daran, dass sie oft nicht oder erst zu spät erkannt werden, da sie sich anders als bei Männern äußern.[27]

Veränderte Atmung im Zyklusverlauf

Interessanterweise hat die Phase deines Menstruationszyklus einen Einfluss darauf, wie du atmest. Genauer gesagt ist dafür das Hormon Progesteron verantwortlich, das ab dem Eisprung bis zur Menstruation erhöht ist. Es wirkt wie ein Atemstimulans und macht das Atemzentrum in deinem Gehirn empfindlicher für Kohlendioxid.[28] Das Resultat? Du atmest schneller und tiefer, selbst wenn du dich nicht körperlich anstrengst. Beim Sport kann sich dies so anfühlen, als würdest du härter arbeiten, obwohl sich deine tatsächliche Leistungsfähigkeit nicht geändert hat. Es ist also völlig normal, dass du während der zweiten Zyklusphase schneller außer Atem gerätst.

Muskuläre Unterschiede

Ein weiterer markanter Unterschied zwischen Männern und Frauen liegt in der Zusammensetzung der Muskelfasern. Genauer gesagt im Verhältnis der beiden Haupttypen: Typ-1-Fasern (Slow-Twitch, ausdauernd) und Typ-2-Fasern (Fast-Twitch, kraftbetont). Frauen verfügen natürlicherweise über einen höheren Anteil an Typ-1-Fasern. Diese aeroben Fasern nutzen Sauerstoff zur Energiegewinnung und eignen sich hervorragend für Ausdauerleistungen. Männer hingegen haben tendenziell mehr Typ-2-Fasern, die anaerob arbeiten und sich für kraftvolle, schnelle Bewegungen eignen. Diese Unterschiede sind teilweise auf das Hormon

Testosteron zurückzuführen, das bei Männern in höheren Konzentrationen vorkommt. Mit gezieltem Training kann jedoch die Verteilung und Effizienz dieser Fasertypen optimiert werden.

Bemerkenswert ist, dass Frauen im Vergleich zu gleich großen Männern rund 30–50 Prozent der Oberkörperkraft und etwa 70 Prozent der Unterkörperkraft erreichen. Männer besitzen üblicherweise mehr Muskelmasse im Bereich der Brust und Schultern, was ihnen einen Vorteil in Sachen Oberkörperkraft verschafft. Frauen hingegen profitieren von einer relativ kürzeren Beinlänge, was ihnen in Bezug auf die Kraft in den unteren Extremitäten zugutekommt. Diese Zahlen stellen jedoch nur Durchschnittswerte dar und variieren je nach individuellem Trainingsstand.

Entscheidend ist, dass die Verteilung der Muskelfasertypen durch Training verändert und angepasst werden kann. Frauen und Männer können ihre körperlichen Voraussetzungen durch gezieltes Training also in vielerlei Hinsicht beeinflussen.

Energiestoffwechsel

Woraus wir unsere Energie (für körperliche Aktivitäten) ziehen – also welche Brennstoffquelle (Kohlenhydrate, Fett, Protein) –, hängt von der Art der durchgeführten Belastung beziehungsweise der Dauer und der Intensität ab. Vereinfacht gesagt greift unser Körper bei kurzen, intensiven und hohen Belastungen vorwiegend auf Kohlenhydrate zurück und bei länger anhaltenden (weniger intensiven) Belastungen vermehrt auf unsere Fettspeicher. Das gilt für beide Geschlechter. Interessant dabei: Bei längerer körperlicher Betätigung zeigen Frauen eine größere Fähigkeit zur Oxidation von Fetten als Brennstoffquelle, während Männer mehr Kohlenhydrate und Proteine oxidieren. Vereinfacht gesagt: Frauen beziehen bei körperlicher Anstrengung einen höheren Anteil der benötigten Gesamtenergie aus Fetten. Forschende führen das vor allem auf die Effekte des Östrogens zurück, das bei Frauen in deutlich höherer Konzentration vorliegt. Studien bestätigen das Phänomen – wir gehen sparsamer mit unseren Kohlenhydratvorräten um als Männer und nutzen sogar bis zu 50 Prozent weniger.[29]

Um das einmal für die Praxis zu übersetzen: Es könnte tatsächlich bedeuten, dass Frauen bei Sportarten, die schnelle und kraftintensive Bewegungen erfordern, im Vergleich zu Männern etwas benachteiligt sind, da wir nicht so effektiv auf unsere gespeicherten Kohlenhydrate zurückgreifen können, die wir für diese Anstrengungen benötigen.

Allgemein stellen dieser leicht eingestellte Kohlenhydratstoffwechsel und der gute Fettstoffwechsel generelle Trainingsempfehlungen (wie beispielsweise HIIT) infrage und könnten ein Hinweis darauf sein, dass für eine optimale Leistung unterschiedliche Ernährungsweisen erforderlich sind.[30]

Stoffwechselprozesse verändern sich im Zyklusverlauf

Eine Forschungsarbeit[31] aus dem Jahr 2018 kommt zu der Erkenntnis, dass sich die Konzentration bei 397 untersuchten Metaboliten und Mikronährstoffen 208 davon signifikant im Zyklusverlauf verändern. Dabei wurden Blut- und Urinproben von prämenopausalen Frauen zu verschiedenen Zeitpunkten ihres Menstruationszyklus gesammelt und analysiert. Insbesondere in der Lutealphase gab es bemerkenswerte Veränderungen, wie den Abfall bestimmter Aminosäuren und Lipide.

Okay, aber was heißt das nun? Ich will dir das etwas genauer erklären: Unser Körper besteht aus vielen verschiedenen Stoffen, die an allen möglichen Körperprozessen beteiligt sind. Diese Substanzen werden als Metaboliten bezeichnet. Mikronährstoffe sind Vitamine und Mineralien, die der Körper in kleinen Mengen benötigt, um gesund zu bleiben. Es ist also eine erstaunliche Erkenntnis, dass sich die Konzentration dieser wichtigen Stoffe in unserem Körper in Abhängigkeit unseres Zyklus verändert. Die Forschenden entdeckten die größten Veränderungen bei Neurotransmitter-Vorstufen, im Glutathion-Stoffwechsel, im Harnstoffzyklus und bei bestimmten Vitaminen. Was das konkret bedeutet, hab ich dir hier einmal aufgeschlüsselt.

Neurotransmitter-Vorstufen: Neurotransmitter sind Chemikalien, die Signale im Gehirn übertragen und viele Körperfunktionen beeinflussen. Ihre Vorstufen sind die Substanzen, aus denen sie gebildet werden. Beispielsweise wird aus der Aminosäure Tryptophan Serotonin gebildet, welches bekannt für seine Rolle bei der Regulierung von Stimmung und Wohlbefinden ist. Veränderungen in diesen Vorstufen können also Einfluss auf das Gehirn und dadurch auf unser Verhalten und Wohlbefinden haben.

Glutathion-Stoffwechsel: Glutathion ist ein starkes Antioxidans, das der Körper nutzt, um sich vor Schäden zu schützen und die Zellen gesund zu halten. Veränderungen im Glutathion-Stoffwechsel können die Fähigkeit des Körpers beeinflussen, mit Stress und Schäden umzugehen.

Harnstoffzyklus: Dies ist ein Prozess im Körper, der hilft, Abfallprodukte zu beseitigen. Veränderungen im Harnstoffzyklus können darauf hindeuten, wie der Körper Abfallprodukte während des Menstruationszyklus verarbeitet.

Vitamine: Veränderungen bestimmter Vitaminkonzentrationen können die allgemeine Gesundheit und das Wohlbefinden beeinflussen.

Die Ergebnisse zeigen uns, dass der weibliche Zyklus einen entscheidenden Einfluss auf verschiedene Stoffwechselprozesse im Körper hat, und geben Anlass für zyklusbasierte Ernährungsstrategien.

HIIT-TRAINING – BEI FRAUEN WIRKT ES ANDERS

Hochintensives Intervalltraining, kurz HIIT, ist bekannt für seine Effektivität und Beliebtheit. Zu Recht, keine Frage. Denn durch HIIT können maximale Effekte in kurzer Zeit erreicht werden. Aber wusstest du, dass HIIT bei Männern und Frauen unterschiedliche Effekte hat?

Hier kommt wieder das Glykogen ins Spiel: Bei HIIT geht es darum, in kurzer Zeit (meist Intervalle zwischen 20 und 30 Sekunden) alles zu geben. Während dieser intensiven Phasen verbrauchen Männer typischerweise viel Muskelglykogen – das ist so etwas wie der »Sprint-Treibstoff« unserer Muskeln. Überraschenderweise zeigen Studien, dass Frauen hier deutlich sparsamer sind. Sie verbrauchen nur etwa die Hälfte dessen, was Männer verbrauchen. Das klingt erst mal nach einem Vorteil, oder?

Nun, hier ist der Haken: Diese hohe Glykogenverwendung bei Männern und die anschließende Auffüllung der Glykogenspeicher verbessern die Insulinsensitivität – ein Schlüsselfaktor für die Gesundheit und das Gewichtsmanagement. Da Frauen weniger Glykogen verwenden, ist der Effekt von HIIT auf ihre Insulinsensitivität nur sehr wenig ausgeprägt – oder besser gesagt: Der positive Effekt auf die Gewichtsreduktion und Gesundheitsoptimierung ist tatsächlich leider nur halb so groß.[32]

Okay, das ist vielleicht ein kleiner Nachteil. Doch spannend ist, dass Frauen eine höhere Ermüdungsresistenz (bei Intervalltraining) aufweisen und sich trotz intensiver Belastung **schneller erholen als Männer**. Das bedeutet, dass sie kürzere Erholungsphasen brauchen und in der gleichen Zeit mehr Wiederholungen schaffen.[33,34]

Dank der vielen Vorteile von HIIT ist es ohne Frage sowohl für Männer als auch für Frauen eine supereffektive Trainingsform. Frauen benötigen jedoch andere Anpassungen im Training, um die gleichen gesundheitlichen Vorteile wie Männer zu erzielen. Das ist nur eines von vielen Beispielen, das zeigt, dass nicht alle Trainings- und Ernährungsstrategien bei Männern und Frauen gleich wirken.

Unsere Hormone: Dirigenten im Körperorchester

Unsere Hormone beeinflussen nicht nur die bereits genannten typischen Körpermerkmale, wie die Fettverteilung oder Muskelmasse, sondern viele weitere körperliche und auch psychische Prozesse. Außerdem spielen die weiblichen Geschlechtshormone *die* entscheidende Rolle im weiblichen Zyklus.

Doch was genau sind eigentlich Hormone? Du kannst dir die Hormone vorstellen wie Dirigenten, die das Orchester deines Körpers leiten. Sie sind an zahlreichen körperlichen Prozessen beteiligt und wirken auf komplexe Weise zusammen, um für unsere Gesundheit und unser Wohlbefinden zu sorgen. Sie entscheiden also auch darüber, wie wir uns fühlen, steuern unser Wachstum und unsere Entwicklung, unsere Fortpflanzung, den Stoffwechsel, unsere Atmung, Stressreaktionen, das Immunsystem, den Schlaf-Wach-Rhythmus, den Energiehaushalt, regulieren den Blutdruck, den Appetit, unser Verhalten, unsere Stimmung und vieles, vieles mehr.

Geschlechtshormone im sportlichen Kontext

Im weiblichen Zyklus spielen besonders das Östrogen, das Progesteron sowie das Testosteron (auch wenn nicht ganz so ausgeprägt) die Hauptrolle in unserem »Hormonorchester«. Die Konzentration von Östrogen und Progesteron ist bei Frauen im Vergleich zu Männern deutlich höher.[35] Durchschnittlich etwa 10-fach so hoch. Dagegen haben Männer weitaus mehr Testosteron.

Hier erhältst du einen Überblick über die faszinierenden Eigenschaften der Geschlechtshormone in Bezug auf die sportliche Leistung.

ÖSTROGEN

- Verbessert die Fettverwertung und den Energiestoffwechsel.
- Beeinflusst die Flüssigkeitsregulation und das Gleichgewicht wichtiger Elektrolyte wie Natrium und Kalium.
- Fördert die Knochengesundheit.
- Verbessert Dehnbarkeit und Laxizität von Bändern und Sehnen.
- Interargiert mit Botenstoffen im Gehirn, die wiederum unsere Stimmung, Wahrnehmung sowie die Motivation und Konzentration positiv beeinflussen.

PROGESTERON

- Erhöht die Körperkerntemperatur und kann damit die Leistungsfähigkeit bei intensiven Work-outs beeinflussen.
- Kann die Atmung beeinflussen, was bei Ausdauersportarten eine Rolle spielt. Zum Beispiel nimmt das Atemzugvolumen zu / die Atemfrequenz steigt.
- Kann die Erholung nach dem Training beeinträchtigen, da es die Reparatur von Muskelgewebe verlangsamt.
- Beeinflusst den Wasserhaushalt im Körper, was die Gewichtsregulierung und das Wohlbefinden beeinflussen kann.
- Wirkt auf das GABA-System im Gehirn, was angstlösende und beruhigende Effekte haben kann.

TESTOSTERON

- Fördert den Muskelaufbau und die Muskelkraft.
- Beeinflusst die Fettverteilung und unterstützt die Entwicklung einer stärkeren Körperstruktur (typisch männliche Körperkonstitution).
- Steigert die Energieproduktion und verbessert die Erholung nach dem Training.
- Ist mit der Verbesserung von kognitiven Funktionen und erhöhter Motivation verbunden.

Bei Menschen, welche mit einer Mischung aus männlichen und weiblichen biologischen Merkmalen geboren werden beziehungsweise als Transgender leben und regelmäßig Testosteron einnehmen, hat das Internationale Olympische Komitee (IOC) festgelegt, dass solche Sportlerinnen ihren Testosteronspiegel im Blut auf maximal 10 nmol/L beschränken müssen, und das über einen Zeitraum von mindestens 12 Monaten, um in weiblichen Wettbewerben antreten zu können.

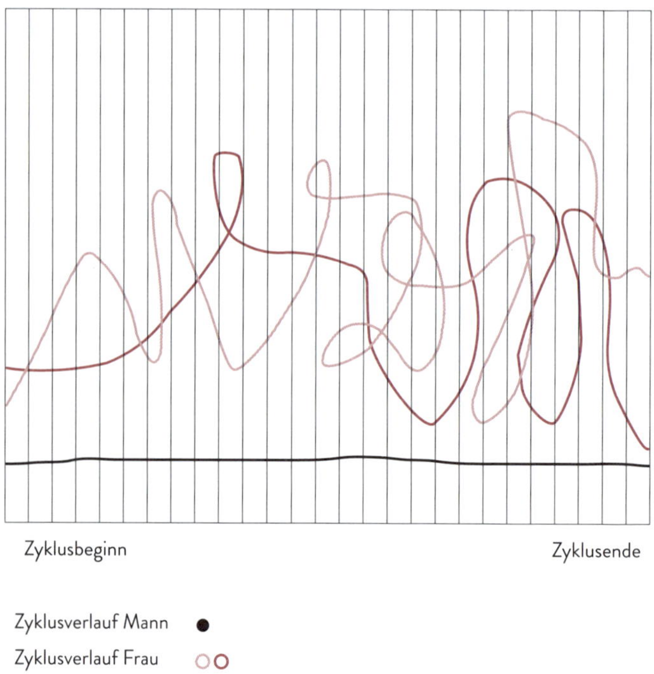

Weiblicher vs. männlicher Zyklus

Die Hormone unterscheiden sich zwischen Männern und Frauen nicht nur in ihrer Konzentration, sondern auch in ihrem Rhythmus. Frauen erleben während ihres Zyklus eine regelrechte hormonelle Achterbahnfahrt, während die Hormone bei Männern recht konstant verlaufen, wie du (etwas übertrieben dargestellt) aus der Abbildung entnehmen kannst. Der »männliche Zyklus« folgt einem sogenannten zirkadianen Rhythmus, also einem Tages-Nacht-Rhythmus, wobei sich besonders der Cortisol- und Testosteronspiegel verändert.

Frauen hingegen unterliegen sowohl dem zirkadianen Rhythmus als auch einem infradianen Rhythmus – dem Menstruationszyklus, welcher monatlich schwankt. Diese beiden Rhythmen sind wesentliche Bestandteile unserer biologischen Uhr und beeinflussen sowohl unser physisches und psychisches Wohlbefinden als auch unsere sportliche Performance. Der zirkadiane Rhythmus ist hinsichtlich unserer sportlichen Leistung weitaus weniger ausschlaggebend.

Mal rein biologisch betrachtet bedeutet das also, dass die Leistung bei Männern ziemlich konstant ist, während sie sich bei Frauen innerhalb eines Monats verändert.

WIR HALTEN FEST

- Der weibliche Zyklus verändert sich im Laufe eines Monats, während sich der männliche im Tagesverlauf ändert.
- Östrogen und Progesteron sind die entscheidenden Taktgeber, die den weiblichen Zyklus regulieren. Bei Männern sind das die Hormone Testosteron und Cortisol.
- Im Gegensatz zum männlichen Zyklus reagieren die weiblichen Geschlechtshormone sehr sensibel auf äußere Faktoren wie beispielsweise Stress, Ernährungsumstellung und Training.
- Bei Frauen müssen die verschiedenen Hormone perfekt aufeinander abgestimmt sein, weshalb wir auch anfälliger für Hormonstörungen sind, wohingegen der männliche Zyklus nur schwer aus dem Takt zu bekommen ist.

Sind wir Opfer unserer Hormone?

Keine Frage, wir alle sind hormongesteuert. Und ja, besonders bei uns Frauen machen sich hormonelle Schwankungen öfter bemerkbar – ob sie sich durch unsere Laune, Gewichts-, Haut- oder Haarveränderungen, unser Energielevel oder unseren Sexualtrieb äußern. Doch komplett ausgeliefert sind wir dem Einfluss unserer Hormone definitiv nicht. Ganz im Gegenteil: Wir können sie maßgeblich beeinflussen!

Zum Beispiel kann Sport dazu beitragen, unsere Testosteronkonzentration zu erhöhen. Das ist nicht nur für Männer relevant, denn auch Frauen profitieren von einem ausgewogenen Testosteronspiegel, etwa durch einen verbesserten Muskelaufbau und ein gestärktes Selbstbewusstsein.

Auch unsere Ernährung spielt eine wichtige Rolle. Bestimmte Lebensmittel können beispielsweise unsere Östrogenkonzentration beeinflussen. So wirken Lebensmittel wie Soja und Leinsamen durch ihre enthaltenen Phytoöstrogene auf den Östrogenspiegel ein.

Menschen, die sich sehr ungesund ernähren und einen hohen Körperfettanteil haben, beeinflussen durch ihre Ernährungsweise ihren Hormonspiegel, da im Fettgewebe zum einen Östrogene gespeichert werden und zum anderen Hormone sogar produziert und umgewandelt werden (wie das Testosteron in Östrogen).

Wir sind keineswegs bloß Marionetten unserer Hormone, sondern vielmehr aktive Gestalterinnen unseres hormonellen Gleichgewichts und Wohlbefindens. Es ist nur wichtig, sich bewusst zu machen, dass wir dafür meist selbst verantwortlich sind.

Wir haben die Möglichkeit, durch unser Verhalten, unsere Ernährung und unsere Einstellung aktiv Einfluss zu nehmen.

**WAHNSINN, WIE TOLL
UNSER KÖRPER IST.
WIR SOLLTEN AUFHÖREN,
WIE MÄNNER
FUNKTIONIEREN
ZU WOLLEN.**

Elsa

Warum Frauen so wie Männer trainieren

»Frauen sind keine
kleineren Männer.«
Stacy Sims

Spätestens jetzt wird dir bewusst geworden sein, dass es so einige Unterschiede zwischen den Geschlechtern gibt, die sich auf die sportliche Performance auswirken.

Eine der bekanntesten Forscherinnen oder besser gesagt »Pionierin« auf diesem Gebiet ist Dr. Stacy Sims, die sich den obigen Ausspruch zum Mantra gemacht hat. Irgendwie ja logisch. Doch warum wir Frauen immer noch wie »kleine Männer« trainieren, schauen wir uns in diesem Kapitel genauer an. Dazu werfen wir zunächst einen Blick in die geschichtliche und sporthistorische Vergangenheit, bevor wir uns mit der heutigen Forschung auseinandersetzen. Erst als ich begann, mich intensiver mit dem Thema auseinanderzusetzen, wurde mir die Tragweite dieser Erkenntnisse klar.

Eine männerdominierte Welt?

Aristoteles sagte einmal: »Ein Weibchen ist wie ein verkrüppeltes Männchen.« Seine Ansicht teilten damals einige Menschen. Ohne Namen nennen zu müssen, wissen wir, dass unsere Welt lange nur von Männern gestaltet wurde. Das führte auch zu einer Welt *für* Männer.

Unter anderem hinterlassen auch damalige Rollenbilder von Frau und Mann, die sich beispielsweise in Form von »typisch männlichen und weiblichen Klischees« äußern, dass diese veralteten Denkweisen Spuren hinterlassen haben. Beispielsweise finden sich heute noch auf Covern von Biologiebüchern oder Abbildungen in Anatomiebüchern hauptsächlich ausschließlich Männerkörper, die den »durchschnittlichen Menschen« darstellen sollen. Sogar auf dem GEO Themenlexikon zum Thema »Der Mensch« ist vorn ein Mann abgebildet, was suggeriert, dass ein Mann »den Menschen« verkörpert. Könnte es sich dabei etwa um »Max Mustermann« handeln? Erika Mustermann hat es wohl noch nicht aufs Cover geschafft ...

Vielleicht geht es dir wie mir, und du hast vorher ebenfalls nie von Erika gehört. Doch tatsächlich wurde auch die weibliche Version des Platzhalternamens in Mustern, Vorlagen, Ausfüllhilfen, Formularen etc. schon 1978, kurz nach Max, eingeführt. Und ja, tatsächlich lautet der weibliche Platzhaltername immer noch »Erika MusterMANN«.

In Anatomiebüchern werden oft die feinsten Details des menschlichen Körpers dargestellt. Wenn es aber um das weibliche Geschlecht geht, sind Abbildungen noch heute teilweise unvollständig oder fachlich inkorrekt. Das hat sowohl Auswirkungen auf die schulische Bildung als auch auf die medizinische Ausbildung. Zum Beispiel wird die Klitoris in einigen Büchern lediglich als Punkt dargestellt oder mit einer »Erbse« verglichen, obwohl es sich tatsächlich um einen etwa 10 Zentimeter langen Organkomplex mit Schwellkörpern handelt.

Sogar der renommierte »Prometheus Lernatlas der Anatomie« zeigt an der Stelle der weiblichen Prostata: nichts. Die männliche Anatomie wird in ausführlicher Weise auf acht Seiten behandelt und dargestellt, während der weiblichen Anatomie nur vier Seiten gewidmet sind. Dabei wird betont, dass alle Strukturen denen des Mannes entsprechen.

DIE VERMESSUNG DER VULVA

Ich bin auf eine unglaubliche Erkenntnis gestoßen, die so einiges erklärt. Es ist kaum zu glauben, aber tatsächlich wurde die erste groß angelegte Studie zur Vermessung der Vulva erst 2018 veröffentlicht. Kein Scherz. Im Vergleich dazu begannen sich Wissenschaftlerinnen schon 1948 für die Penisgröße zu interessieren. Das zeigt sehr eindeutig, wie lange die weibliche Anatomie in der Wissenschaft vernachlässigt wurde. Und diese Vernachlässigung hat Konsequenzen. Sie beeinflusst nicht nur unsere Bildung, sondern prägt auch unsere Vorstellung davon, wie eine »normale« Vulva aussehen sollte.

Das traurige Ergebnis: Viele Frauen sind verunsichert über ihr Aussehen und unterziehen sich aus ästhetischen Gründen Operationen. Sie glauben, ihre Vulvalippen seien zu groß oder nicht schön genug. Manchmal werden solche Eingriffe sogar von Ärzten und Ärztinnen empfohlen, die selbst aufgrund mangelnder Informationen die natürliche Vielfalt der Vulva nicht anerkennen. Dabei sind die Formen und Größen der Vulva so vielfältig wie wir selbst – die Länge der Vulvalippen kann beispielsweise zwischen einem und 18 Zentimetern liegen.

Abgesehen von falschen Darstellungen ist auch die Sprache in dieser Fachliteratur oftmals stark veraltet. Die Verwendung von Begriffen wie »Schamlippen« (fachlich korrekt: »Vulvalippen«) oder »Jungfernhäutchen« (fachlich korrekt: »Hymen«) führt zu Scham, Unsicherheit und Unwissenheit, da diesen Begriffen oft eine falsche Bedeutung zugeschrieben wird. Die weiblichen Geschlechtsorgane sollten nämlich keineswegs mit Scham verbunden sein. Das »Jungfernhäutchen« ist keine Haut, die beim ersten penetrierenden Geschlechtsverkehr verschwindet, sondern eine Gewebestruktur, die sich im Laufe der Zeit verändert. Erste Schulbuchverlage wie Cornelsen, Klett und Westermann haben inzwischen Anpassungen vorgenommen – endlich! Doch ehrlich gesagt wurde ich, als ich in die Biologiebücher meiner Freunde, die als Lehrerinnen an Schulen unterrichten, hineinblicken durfte, leider enttäuscht. Ich konnte kaum glauben, dass in den Lehrbüchern noch falsches Wissen vermittelt wird oder wichtige Besonderheiten der weiblichen Physiologie einfach unter den Tisch fallen.

»Frauen sind nicht für sportliche Hochleistungen und Wettkämpfe gemacht.«

Diese überholte Ansicht spiegelte sich historisch in der geringen Beteiligung von Frauen im Sport wider, geprägt von veralteten gesellschaftlichen Rollenbildern. Doch die Zeiten haben sich geändert. Von den Olympischen Spielen 1960 in Rom, bei denen Frauen nur 11 Prozent der Athleten ausmachten, bis hin zur gleichberechtigten Beteiligung in Paris 2024, spiegelt sich ein deutlicher Wandel wider.[36] Ein Meilenstein, der lange überfällig war, aber die Fortschritte in Richtung Geschlechterparität im Sport unterstreicht.

Wo bleibt die Anerkennung für Athletinnen?

Nicht nur die Gleichberechtigung, sondern auch der Mangel an Anerkennung weiblicher Athletinnen, zeigt sich noch heute im Sport. So haben sie oftmals das Gefühl, dass sie trotz hoher Leistung selten als

»Heldinnen« dargestellt werden im Gegensatz zu ihren männlichen Kollegen.

Nicht unschuldig daran ist unter anderem die mediale Austragung. Dazu gibt es kein passenderes Beispiel als die Austragung der Frauen-Fußball-Weltmeisterschaft. Im Vergleich zur Männer-WM, die als globales Medienspektakel zelebriert wird und breite Berichterstattung genießt, erfährt die Frauen-WM deutlich weniger mediale Aufmerksamkeit und Anerkennung.

Ich erinnere mich an eine große Kampfsportveranstaltung eines Freundes. Die Frauen trugen ihre Kämpfe vormittags in einer kleinen, zuschauerlosen Sporthalle aus, während die Männer abends ihre große Bühne bekamen. Eine Umfrage des SWR unter 700 Spitzensportlerinnen verdeutlicht dieses Problem: 60 Prozent der befragten Frauen gaben an, für gleiche gesellschaftliche Anerkennung mehr leisten zu müssen als Männer.[37]

Das Ziel muss es sein, Stereotypen zu überwinden und die Leistungen von Athletinnen gleichwertig zu feiern und anzuerkennen. Sie verdienen dieselbe Bühne, denselben Applaus und dieselbe Wertschätzung wie ihre männlichen Kollegen.

Der Ursprung von allem: Der Gender Gap im Sport

Die Folgen der damaligen »männerdominierten Welt« spiegeln sich in einigen Lebensbereichen wider. Dafür wurde der Begriff »Gender Gap« eingeführt. Der Begriff stammt aus dem Englischen (»Geschlechterlücke«) und beschreibt in der Soziologie und Gesellschaftspolitik den Unterschied in der Gleichstellung von Frauen und Männern, wobei Frauen in allen Bereichen unterrepräsentiert und/oder benachteiligt sind. Im Sport- und Gesundheitsbereich ist dieser Gender Gap besonders stark ausgeprägt und betrifft einige Bereiche.

DISCLAIMER: GENDER VS. GESCHLECHT

An dieser Stelle ein Hinweis bezüglich der Begrifflichkeiten »Gender und Geschlecht«, denn diese sind nicht gleichzusetzen. Wenn man allerdings im Wörterbuch nachschlägt oder Google Translate nutzt, wird das Wort Gender häufig (nur) mit »Geschlecht« übersetzt. Allerdings wird der Begriff »Gender« weniger durch biologische Merkmale definiert, sondern bezieht sich auf die Geschlechteridentität, die Selbstwahrnehmung, soziale Konstrukte und kulturell bedingte Einstellungen und Erwartungen an Männer und Frauen. Es geht hierbei also um das soziale, gefühlte und gelebte Geschlecht. Ist das rein biologische bzw. aufgrund körperlicher Merkmale zugewiesene Geschlecht gemeint, lautet die korrekte englische Übersetzung »sex«.[38]

Der Gender Research Gap

Es ist kein Geheimnis: Die Lücke in der Forschung, welche sich auf Geschlechterfragen beziehen, ist gigantisch groß! Dieser sogenannte »Gender Research Gap« führt zu einem unvollständigen Verständnis verschiedener Themen und potenziell zu weniger effektiven Politiken und Praktiken im Bereich des Sports, die auf Geschlechtergerechtigkeit abzielen. Wusstest du, dass sich die Wissenschaft erst seit ungefähr den letzten zehn Jahren mit Athletinnen auseinandersetzt?

An dieser Stelle ein Gedanke, der eigentlich sehr offensichtlich erscheint: Im deutschen Grundgesetz (Artikel 3, Abs. 2) heißt es: »Männer und Frauen sind gleichberechtigt. Der Staat fördert die tatsächliche Durchsetzung der Gleichberechtigung von Frauen und Männern und wirkt auf die Beseitigung bestehender Nachteile hin.«

Wenn die Gleichberechtigung in allen Bereichen des Lebens angestrebt wird, sollte diese dann nicht auch im deutschen (Leistungs-) Sport gegeben sein?

Der Gender Data Gap

Steigen wir etwas tiefer in die Thematik zur Geschlechterforschung, so stoßen wir schnell auf den Begriff »Gender Data Gap«, der uns zu der Ursprungsproblematik zurückführt: Wir haben kaum Daten von Frauen. Frauen wurden lange Zeit (und werden es noch immer!) aus sportwissenschaftlichen und medizinischen Untersuchungen ausgeschlossen. Ergebnisse aus der Forschung mit Männern werden einfach auf die Frau übertragen, ohne deren einzigartige körperliche Eigenschaften, wie den Menstruationszyklus, zu berücksichtigen.

DAS SAGT DIE WISSENSCHAFT

In einer groß angelegten Metaanalyse aus dem Jahr 2021 wurde festgestellt, dass 94 Prozent aller Untersuchungen in den Sport- und Bewegungswissenschaften an Männern durchgeführt wurden.[39] Anders gesagt: Gerade mal sechs Prozent wurden an ausschließlich Frauen erhoben. Dabei untersuchte das Forscherteam insgesamt 5.261 Publikationen aus den Jahren 2014 bis 2020, mit über 12.500.000 Teilnehmenden, was zeigt, wie aussagekräftig und

gleichzeitig erschreckend diese Studie ist. Es bedeutet nämlich: Zu Themen wie Therapien, Verletzungen, Trainingsformen, Physiologie und Leistungsdiagnostik liegen kaum Daten an Frauen vor!
Im Bereich der Ernährung sieht es leider nicht anders aus. In einer Untersuchung im Jahr 2022, die 1.826 Studien zu Nahrungsergänzungsmitteln untersuchte, wurde festgestellt, dass Frauen weniger als ein Viertel der 35.000 Untersuchten ausmachten.[40] Somit wissen wir also nicht, wie und ob die Empfehlungen überhaupt für Frauen gelten.
Die Literatur ist voll von Beispielen aus der Wissenschaft, die Frauen in den Untersuchungen ignoriert haben. Auch die jährlichen Publikationen für frauenspezifische Untersuchungen sind etwa achtmal geringer als bei Forschungsarbeiten mit ausschließlich männlichen Teilnehmern.

EXKURS: Die weitreichenden Folgen des Gender Data Gaps

Die geschlechtsspezifische Datenlücke betrifft auch einige Bereiche über den Sport hinaus. Von der Medizin über die Fahrzeugsicherheit, Führungspositionen im Management bis hin zum Städtebau. Und das führt ganz allgemein zu einer riesigen Wissenslücke und fehlendem Verständnis für Frauen. Doch dabei machen Frauen ganz offensichtlich in etwa die Hälfte der Bevölkerung aus. Da stellt sich die Frage: Wie kann es sein, dass diese Lücke überhaupt (noch) existiert?

Wusstest du, dass sogar unsere Autos so konstruiert sind, dass sie besser zu Männern passen – was bedeutet, dass Frauen bei Unfällen eher verletzt werden. Unfallforschern zufolge ist die Gefahr von gravierenden bis lebensbedrohlichen Verletzungen bei Frauen um etwa 30 Prozent und von »mittelschweren Verletzungen« bei Frontalzusammenstößen sogar um das doppelte höher.[41] Der Grund für die höhere Verletzungsrate bei Frauen liegt hauptsächlich darin, dass die Crashtest-Dummies dem Körper eines Mannes entsprechen. Das ist wirklich beunruhigend, wenn man bedenkt, dass es dabei um Leben und Tod geht.

Nicht nur in der Fahrzeugtechnik, sondern besonders auch in der medizinischen Forschung zeigt sich, wie gravierend die Folgen sein können, wenn Frauen in klinischen Studien und medizinischen Untersuchungen vernachlässigt werden. Denn diese Daten dienen als Grundlage für wichtige medizinische Entscheidungen. Beispielsweise wird ein Herzinfarkt bei Frauen oft nicht richtig oder erst sehr spät diagnostiziert, da sich die Symptome anders äußern als bei Männern. Und das führt zu einer höheren Sterblichkeitsrate für Frauen.[42] Diese Fehldiagnosen sind vor allem daraus abzuleiten, dass viele Herzstudien überwiegend, zum Teil sogar ausschließlich, männliche Probanden einbezogen haben. Zudem wirkt nicht jedes Medikament bei Frauen und Männern gleich. Ein Beispiel dafür ist Aspirin. Denn es wurde festgestellt, dass Aspirin bei Männern präventiv gegen Herzinfarkte wirkt, jedoch nicht gegen Schlaganfälle. Bei Frauen hingegen zeigte sich genau das umgekehrte Bild: Aspirin wirkt präventiv gegen Schlaganfälle, aber nicht gegen Herzinfarkte.[43]

Der Mensch = der Mann?

Männer gelten seit jeher als Vorbild für alle Maßstäbe und Standards. So heißt es in der Wissenschaft, dass die »allgemeine menschliche Physiologie, mit Ausnahme der Fortpflanzungsfunktion, traditionell in Bezug auf Reaktionen des typischen 70-Kilogramm-Mannes« definiert wurde. Doch genau diese Fortpflanzungsfunktion hat nun mal einen entscheidenden Einfluss auf viele Forschungsergebnisse und auf die darauf abgeleiteten Empfehlungen.

Um es auf den Punkt zu bringen: Der Hauptgrund, warum Frauen (immer noch) so häufig aus Studien ausgeschlossen werden, sind die hormonellen Schwankungen während des weiblichen Zyklus. Natürlich ist in der Forschung bekannt, dass der weibliche Zyklus einen Einfluss auf die Ergebnisse hat, doch genau das macht es eben so schwierig. Ein offenes Geheimnis:

Untersuchungen mit weiblichen Probandinnen sind komplexer, zeitaufwendiger und kostspieliger, weshalb sie als »Forschungsobjekte« weniger beliebt sind.

Selbst wenn Frauen in die Forschung einbezogen werden, wird den weiblichen Hormonschwankungen kaum Beachtung geschenkt oder die Untersuchungen werden so angesetzt, dass die Hormonspiegel niedrig sind (ähnlich wie beim Mann), um mögliche Auswirkungen zu verringern.[44]

Übrigens tragen auch Männer Nachteile durch diese Forschungsmethodiken. Denn in den Studien, in denen beide Geschlechter miteinbezogen werden, werden die Ergebnisse nur selten nach Geschlecht aufgeschlüsselt und Unterschiede analysiert. Werden diese Aspekte nicht berücksichtigt, wissen wir also nicht, ob etwas, das für Männer völlig unbedenklich ist, für Frauen gefährlich sein könnte und umgekehrt.

Der Gender Resource Gap

Im Profisport sind Ressourcen wie Ausrüstung, Trainingsbedingungen und Unterstützungspersonal entscheidend für die Leistung und Sicherheit der Athleten und Athletinnen. Leider gibt es im Sport, besonders im Fußball, oft große Unterschiede hinsichtlich der Ressourcen, die ihnen zur Verfügung stehen oder mit denen sie ausgestattet werden. Das eröffnet eine weitere Geschlechterlücke, die als »Gender Resource Gap« zusammengefasst werden kann. Der Begriff ist dabei nicht sehr weit verbreitet, allerdings ist er in einigen Forschungsarbeiten zu finden, die die Ursachen der Verletzungshäufigkeit von Athletinnen untersuchen.

Ein prominentes Beispiel für diesen Ressourcenunterschied ist die Ausrüstung. Im Frauenfußball wird dieselbe Ballgröße und dasselbe Ballgewicht wie im Männerfußball verwendet. Diese Bälle sind möglicherweise nicht optimal für die physischen Eigenschaften von Frauen angepasst, was zu einer höheren Belastung und einem erhöhten Verletzungsrisiko führen kann. Wusstest du außerdem, dass fast alle Fußballschuhe auf dem Markt für den Fuß des Mannes ausgelegt sind, da auch hier meist nur an Männern geforscht wurde?[45] Dabei ist unter Berücksichtigung zahlreicher Aspekte, darunter spieltechnische und körperliche, die Notwendigkeit eines speziellen Frauenfußballschuhs längst offensichtlich.

Außerdem sind Frauenteams häufig hinsichtlich des Unterstützungspersonals, wie Physiotherapeutinnen, Trainer und medizinische Teams, schlechter ausgestattet als Männerteams. Das kann sich wiederum auf die Trainingsqualität, die Spielvorbereitung und die Verletzungsrehabilitation auswirken. Doch die Unterstützung durch spezialisiertes Personal ist entscheidend für die sportliche Entwicklung und die Gesundheit der Athletinnen.

WIR HALTEN FEST

In einer Welt, in der die Forschung hauptsächlich auf Männern basiert, riskieren wir, das wahre Potenzial von Frauen im Sport zu übersehen.

Ein besseres Verständnis der zyklusbedingten Veränderungen im Körper kann zu optimierten Trainingsstrategien, verbesserten Leistungen, einem gesteigerten Wohlbefinden und dem Aufrechterhalten der Gesundheit führen. Um diesen Aspekten gerecht zu werden, bedarf es einer Zunahme an qualitativ hochwertigen Studien, die sich ausschließlich auf Frauen konzentrieren und dabei die verschiedenen Hormonprofile und Zyklusphasen berücksichtigen. Solche Studien können die Grundlage für spezifischere und effektivere Trainingsansätze bilden, die die Bedürfnisse und Besonderheiten des weiblichen Körpers vollständig einbeziehen.

Zyklusbasiertes Training aus wissenschaftlicher Sicht

Wie du wahrscheinlich selbst schon mitbekommen hast, wird das Thema zyklusbasiertes Training, ob auf Social-Media-Plattformen, unter Sportlern und Sportlerinnen, Coaches und besonders auch in der Wissenschaft, heiß diskutiert. Die Forschung an Frauen war, wie du in den letzten Kapiteln gesehen hast, lange ein echtes Armutszeugnis. So stellt sich nun die Frage: Können wir überhaupt schon evidenzbasierte Aussagen zum zyklusbasierten Training und zyklusbasierter Ernährung treffen? Oder sind das etwa nur rein hypothetische Überlegungen?

Als ich im Frühjahr 2021 begann, für meine Forschungsarbeit zu recherchieren, wurde ich schnell enttäuscht. Denn ich war fest davon überzeugt, dass es einen eindeutigen Zusammenhang zwischen dem Menstruationszyklus und der sportlichen Performance geben muss. Doch viele der Untersuchungen kamen zu einem anderen Ergebnis. Zum Teil fand ich Studien, die Zusammenhänge feststellten, doch die nächste, die ich las, schon wieder nicht. Ich war verwirrt. Ich stellte doch schließlich an mir selbst fest, dass sich meine Leistungsfähigkeit in den unterschiedlichen Zyklusphasen veränderte. An manchen Tagen war ich voller Energie und wollte gar nicht mit dem Training aufhören und an anderen ließen nicht nur meine Motivation und mein Energielevel zu wünschen übrig, sondern es spiegelte sich auch ganz klar in meiner Leistung wider.

Allerdings staunte ich über die Menge an Forschungsarbeiten, die ich zu dem Thema fand. Die ersten Publikationen lagen sogar schon einige Jahrzehnte zurück. Die Unklarheit in Forschungsergebnissen zum Thema sportliche Leistung und Menstruationszyklus ist meist auf methodische Mängel in Studien zurückzuführen. Eine aufschlussreiche Metaanalyse aus 2021 verdeutlichte dies: Von 218 geprüften Studien erfüllten nur 7 die Kriterien für methodische Qualität, um den Einfluss des Zyklus auf die Leistungsfähigkeit zu beurteilen.[46]

Es ist eben komplex. Es gibt zahlreiche Faktoren, die zur Verzerrung der Ergebnisse führten. Zum Teil wurden die Hormonkonzentrationen in den einzelnen Zyklusphasen nicht erhoben oder die Sportlerinnen hatten keine regelmäßigen Eisprünge, was die Ergebnisse ungültig macht. Jetzt aber zur guten Nachricht: In der Forschung hat sich in den letzten Jahren einiges getan!

Warum wir trotzdem Aussagen treffen können:

- **Neue Forschungsergebnisse:** Mittlerweile gibt es immer mehr und bessere Untersuchungen rund um diese spannende Thematik, welche klare Zusammenhänge feststellen und Trainings- und Ernährungsempfehlungen erlauben.
- **Selbstwahrnehmung:** Studien, in denen Frauen ihre Leistungsfähigkeit und ihr Wohlbefinden in verschiedenen Zyklusphasen selbst bewerten, zeigen einen ganz deutlichen Zusammenhang sowie den Bedarf, den Zyklus in die Trainingsplanung zu integrieren.
- **Biologische Grundlagen**: Die hormonellen Schwankungen bzw. weiblichen Geschlechtshormone während des Zyklus haben direkten Einfluss auf die sportliche Leistungsfähigkeit. Das Verständnis und die Berücksichtigung dieser Einflüsse sind deshalb entscheidend, um Trainings- und Ernährungsstrategien zu optimieren.
- **Erfolgreiche Beispiele aus der Praxis:** Zyklusbasiertes Training und zyklusbasierte Ernährung funktioniert offensichtlich für viele, denn es gibt bereits erfolgreiche Beispiele. Von Frauen-Laufgruppen, Fußballteams wie den FC Chelsea und Spitzensportlerinnen wie die Triathletin und mehrfache Ironman-Gewinnerin Laura Philipp, die ihren Trainings- und Ernährungsplan erfolgreich an ihren Zyklus anpassen. Also never change a winning system, oder nicht?

Der Menstruationszyklus – unterschätztes Potenzial

»Das Einzige, was regelmäßig an der Regel ist, ist ihre Unregelmäßigkeit.«

Um mit zyklusbasiertem Training und zyklusbasierter Ernährung starten zu können, ist es entscheidend, das Fundament zu legen, das auf diese Strategien aufbaut. Dieses Fundament – oder besser gesagt faszinierendes Werkzeug des weiblichen Körpers – ist der Menstruationszyklus. Wusstest du, dass wir etwa 450 solcher Zyklen in unserem Leben durchlaufen?

Zu verstehen, was sich (idealerweise) im Verlauf eines Zyklus im weiblichen Körper so alles abspielt, ist von unschätzbarem Wert. Dabei lernen wir nicht nur unseren Körper besser kennen, sondern es hilft uns auch dabei, die Verbindung zwischen Training, Ernährung und dem Zyklus zu erforschen.

Indem wir unseren Zyklus verstehen, können wir eine harmonische Beziehung zu unserem Körper aufbauen und diese Erkenntnisse nutzen, um unsere sportlichen und gesundheitlichen Ziele zu erreichen. Bist du bereit, deinen Körper neu zu entdecken?

Doch mehr als die »lästige« Periode?

Was denkst du, wenn du an deinen Menstruationszyklus denkst? Für viele Frauen ist es oft nur ein Gedanke: die Periode. Sie wird häufig als lästig empfunden, von »Erleichterung, nicht schwanger zu sein« bis hin zu »Tagen auf der Couch mit der Wärmflasche«. Aber der Zyklus ist viel mehr als nur die monatliche Blutung. Er ist ein Zeichen deiner Gesundheit, Fruchtbarkeit und Weiblichkeit.

Auch für mich war die Periode nicht unbedingt das Highlight im Monat. Zwar war ich nie mit starken Regelschmerzen konfrontiert, doch eingeschränkt und unwohl habe ich mich während dieser Tage immer gefühlt. Ich muss zugeben, anfangs war ich erleichtert, als sie monatelang ausblieb, aber dann verstand ich: Das war ein Warnsignal meines Körpers. Meine Periode ist ein verlässlicher Gesundheitsindikator.

Der Zyklus ist wie ein persönlicher Gesundheitstracker, den ich neben der Atmung, der Herztätigkeit, dem Bewusstsein und der Körpertemperatur als das »fünfte Vitalzeichen« einer biologischen Frau bezeichnen würde. Er gibt Aufschluss über Hormonproduktion, mögliche Funktionsstörungen in anderen Organen und gynäkologische Erkrankungen – er ist ein Spiegel unserer Gesundheit. Ein wahres Geschenk der Natur, das nur wir Frauen bekommen haben. Er zeigt uns, ob wir im Einklang mit unseren persönlichen und körperlichen Bedürfnissen leben.

DAS VERSTÄNDNIS ÜBER DEINEN ZYKLUS IST ENTSCHEIDEND, UM …

- deine Gesundheit bewusster zu überwachen und Gesundheitsrisiken zu erkennen, indem du ungewöhnliche Veränderungen deines Zyklus frühzeitig erkennst,
- emotionale Schwankungen besser zu managen, indem du den Einfluss des Zyklus auf deine Stimmung und Gefühle erkennst,

- deine Familienplanung zu unterstützen, indem du fruchtbare von unfruchtbaren Tagen unterscheiden kannst,
- dein Training und deine Ernährung entsprechend an die Bedürfnisse deines Körpers anzupassen und dein volles Potenzial auszuschöpfen,
- dich auf die Veränderungen deines Körpers in allen Lebensstadien vorzubereiten und ein besseres Körpergefühl zu entwickeln (wie z. B. die Zeit während der Pubertät sowie vor und nach der Menopause),
- dein Wohlbefinden und deine gesamte Lebensqualität zu verbessern.

EXKURS: Revolutionäre Erkenntnisse – die weibliche Gehirnstruktur verändert sich im Zyklusverlauf!

Eine kürzlich veröffentlichte Studie[47] machte erstaunliche Entdeckungen: Durch detaillierte Gehirnscans von 30 Frauen zu verschiedenen Zeitpunkten ihres Menstruationszyklus zeigte sich, dass sich die Gehirnstruktur – speziell das Volumen und die Dicke bestimmter Regionen – tatsächlich synchron zu den Hormonschwankungen veränderte. Bei diesen Gehirnstrukturen handelt es sich vor allem um das limbische System, das für unsere Emotionen, unser Gedächtnis und unser Verhalten verantwortlich ist. Das Gehirn scheint eine regelrechte monatliche Achterbahnfahrt zu erleben. Diese Veränderungen könnten also auch die Art und Weise beeinflussen, wie wir täglich handeln, denken und fühlen.

Die Untersuchung zeigt, dass ein Anstieg von Östrogen und LH mit einer schnelleren Informationsübertragung in der weißen Substanz des Gehirns verbunden ist. Dieses tiefere Gehirngewebe besteht aus Nervenfasern, die Informationen zu und von Teilen der äußersten Großhirnrinde weiterleiten, die als graue Substanz bekannt ist. Interessanterweise wurde auch eine Zunahme der Dicke in der grauen Substanz beobachtet, die im Zusammenhang mit einem Anstieg des follikelstimulierenden Hormons steht. Progesteron hingegen war mit einer Verringerung der Dicke der Kortikalis, also der Großhirnrinde, verbunden. Was hat das nun zu bedeuten?

Der Menstruationszyklus ist also ganz offenbar mehr als nur die monatliche Periodenblutung. Es sind zwar noch weitere Untersuchungen nötig, jedoch unterstreichen diese neuen Erkenntnisse, wie tiefgreifend der Zyklus unseren gesamten Körper beeinflusst und damit unser alltägliches Denken, Fühlen und Handeln. Ja, es geht also weit über offensichtliche körperliche Symptome hinaus – sogar bis in die feinen Verästelungen unseres Gehirns.

Wie läuft unser Zyklus überhaupt ab?

Der Menstruationszyklus wird durch das Zusammenspiel von Gehirn und weiblichen Geschlechtsorganen wie Gebärmutter, Eileiter und Eierstöcken gesteuert. Im Zentrum dieser Steuerung steht der Hypothalamus, der das Hormon GnRH aussendet. Dieses initiiert in der Hypophyse die Freisetzung weiterer Hormone, die für die Eireifung und den Eisprung essenziell sind, was die Grundlage für die Reifung gesunder Eizellen und ihre Einnistung in der Gebärmutter bildet.

Die Geschlechtshormone im Überblick

Die Geschlechtshormone – Östrogen, Progesteron und Testosteron – sind Schlüsselakteure im Menstruationszyklus und beeinflussen entscheidend das zyklusbasierte Training und die zyklusbasierte Ernährung. Ihre Schwankungen (besonders des Östrogens und Progesterons) markieren die verschiedenen Phasen des Zyklus und haben direkte Auswirkungen auf körperliche Leistungsfähigkeit und Wohlbefinden.

Östrogen spielt eine primäre Rolle in der ersten Zyklushälfte, steigert Energie, Ausdauer und Wohlbefinden, unterstützt den Muskelaufbau und beeinflusst positiv die Fettverbrennung. Es fördert den Aufbau der Gebärmutterschleimhaut und erhöht die Qualität des Zervixschleims, was die Fruchtbarkeit signalisiert. Diese Phase bietet optimale Bedingungen für intensives Training und Kraftaufbau.

Progesteron dominiert die zweite Zyklushälfte, bereitet den Körper auf eine mögliche Schwangerschaft vor und hat eine beruhigende, entspannende Wirkung. Es steigert die Körpertemperatur und kann die Leistungsfähigkeit beeinträchtigen, was in dieser Phase eine Anpassung des Trainingsplans nahelegt, etwa durch eine Reduzierung der Trainingsintensität und einen Fokus auf Erholung. Ernährungsseitig kann eine erhöhte Zufuhr von Kohlenhydraten und Magnesium hilfreich sein, um Energielevel zu stabilisieren und Muskelkrämpfen vorzubeugen.

FSH und LH, zwei weitere wichtige Hormone, steuern die Eireifung und den Eisprung – Schlüsselmomente im Zyklus, die ebenfalls für den reibungslosen Ablauf eines gesunden Zyklus verantwortlich sind.

Wie lange dauert ein Zyklus?

Es ist ein weitverbreiteter Irrglaube, dass der gesunde weibliche Zyklus exakt 28 Tage dauert und der Eisprung immer am 14. Tag stattfindet, geprägt durch das Verhütungsschema der 21-Tage-Pille mit einer 7-tägigen Pause.[48] Diese Annahme wird oft als Standard in der Literatur dargestellt, ist aber irreführend.

Tatsächlich zeigen Studien, wie eine mit 9.846 Frauen, dass die Zykluslängen stark variieren: Nur 13 Prozent hatten tatsächlich einen 28-Tage-

Zyklus. Viele Zyklen waren länger oder kürzer, mit einem Großteil der Zyklen, die eine Dauer von 27 Tagen aufwiesen, was jedoch nur in 14 Prozent der Fälle zutraf. Medizinisch betrachtet sind Zyklen zwischen 23 und 35 Tagen als normal anzusehen.[49]

Bei regelmäßig zu kurzen oder zu langen Zyklen ist eine medizinische Abklärung empfehlenswert, um mögliche Ursachen zu identifizieren und anzugehen.

Das Highlight im Zyklus: Der Eisprung

Das eigentliche Hauptevent im Zyklus ist der Eisprung. Denn alles, was in der ersten Zyklusphase passiert, gilt der Vorbereitung auf den Eisprung. Letztendlich ist die Menstruation vielmehr ein Nebenprozess, um die zuvor aufgebaute Gebärmutterschleimhaut auszuscheiden, wenn sich kein Spermium eingenistet hat, damit es potenziell im nächsten Zyklus zu einer Befruchtung kommen kann.

Die Erkennung des Eisprungs ist außerdem eines der entscheidenden Parameter, um sein Training zyklusbasiert gestalten zu können. Denn durch den Zeitpunkt des Eisprungs erkennen wir, ob wir uns noch davor, also in der Follikelphase, oder schon in der Lutealphase befinden, was entscheidend für Trainings- und Ernährungsempfehlungen ist.

Es gibt einige Mythen um den Eisprung, insbesondere die Annahme, dass er immer in der Mitte des Zyklus stattfindet. Diese Vereinfachung ignoriert jedoch die individuellen Schwankungen jeder Frau. Der Zeitpunkt des Eisprungs variiert und mit ihm die Länge des gesamten Zyklus. Denn der Zeitpunkt des Eisprungs hängt von der Reifungszeit des Eis ab und schwankt damit genauso wie die Zykluslänge. Es ist leider nicht so einfach vorhersagbar, wie wir es gern hätten. Die zweite Phase des Zyklus, nach dem Eisprung, bietet allerdings eine gewisse Konstanz, die es ermöglicht, den ungefähren Beginn der nächsten Menstruation vorauszusagen.

Die Blutung ist kein Beweis für einen Eisprung!

Tritt die Periode nicht ein, so hat auch kein Eisprung stattgefunden, was als anovulatorischer Zyklus bezeichnet wird. So bleibt auch die Bildung des Gelbkörpers aus, der für die Freisetzung von Progesteron verantwortlich ist. Die Gebärmutterschleimhaut, die sich in der ersten Zyklusphase aufgebaut hat, benötigt eigentlich das Signal des Progesterons, um sich weiterhin zu erhalten. Findet kein Eisprung statt, fehlt dieses Signal und die Schleimhaut wird, unabhängig davon, ob ein Ei freigesetzt wurde oder nicht, abgestoßen. Dies kann zu einer Blutung führen, die einer normalen Menstruation ähnelt.

SO SIEHT EIN GESUNDER ZYKLUS AUS

- Zykluslängen sind sehr individuell: Längen zwischen 23 und 35 Tagen gelten als medizinisch gesund.
- Einzelne verkürzte oder verlängerte Zyklen sind unbedenklich.
- Der Zyklus einer Frau kann von Monat zu Monat variieren (+/- 8 Tage).
- Ein Eisprung liegt vor: Der Zeitpunkt ist abhängig von der Eireifungsphase (muss nicht in der Zyklusmitte stattfinden).
- Die Blutungsdauer beträgt 4 bis 7 Tage.
- Blutverlust insgesamt zwischen 20–80 Milliliter.

Die vier Zyklusphasen

Wir widmen uns nun den verschiedenen Phasen des Menstruationszyklus und schauen uns dabei die körperlichen Prozesse etwas genauer an. Es ist wirklich erstaunlich, was der weibliche Körper von Zyklus zu Zyklus leistet, und leider wissen die wenigsten, was da eigentlich monatlich im Körper einer Frau so alles passiert.

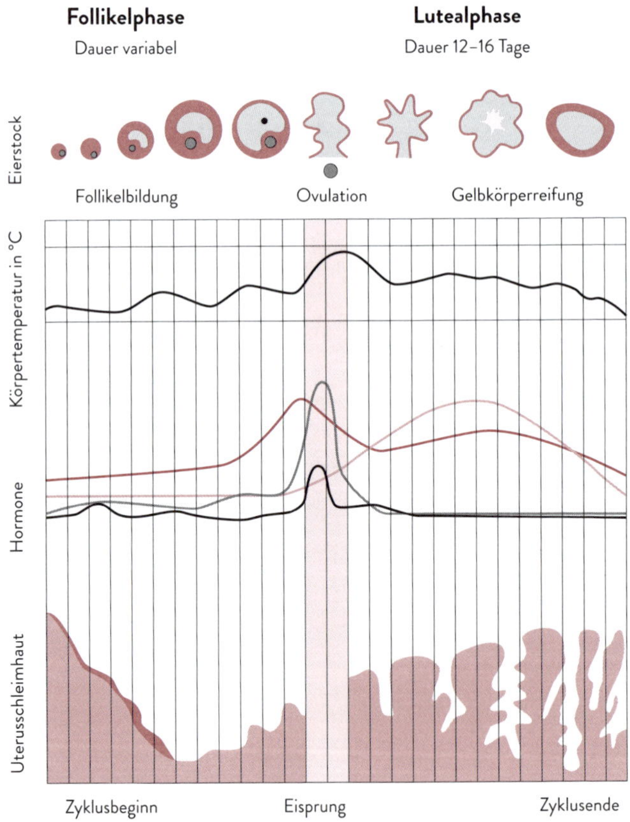

Der weibliche Zyklus

Der Menstruationszyklus lässt sich aus hormoneller Sicht in zwei Hauptphasen einteilen (also nicht in vier). Da die Länge dieser Phasen variiert, ist der Begriff »Zyklushälften«, so wie es oft zu lesen ist, irreführend. Die Phasen, definiert durch die Aktivität in den Eierstöcken und die Schwankungen der Hormone LH, FSH, Östrogen und Progesteron, umfassen die Follikelphase vor dem Eisprung, in der die Follikel reifen, und die Lutealphase danach, in der der Körper sich auf eine mögliche Schwangerschaft vorbereitet.

Da im Lauf des Zyklus besondere Ereignisse stattfinden, die theoretisch eine ganz eigene »Phase« darstellen, wie beispielsweise die Menstruation, welche wichtig für Trainings- und Ernährungsempfehlungen sind, werde ich im Folgenden den Zyklus in vier Phasen einteilen:

Zyklusphase 1: Menstruationsphase

Ein neuer Zyklus beginnt immer mit dem Einsetzen der Menstruation. Theoretisch ist die Menstruationsphase auch schon ein Teil der Follikelphase. Sie wird oftmals als »frühe Follikelphase« bezeichnet. Dabei bereitet sich der Körper auf ein neues Kapitel vor. Während dieser Phase wird die oberste Schleimhautschicht der Gebärmutter, die im letzten Zyklus aufgebaut wurde, abgestoßen und als Blutung (beziehungsweise ist es eine Mischung der Gebärmutterschleimhaut, Schleim und Blut) ausgeschieden. Das wird durch unsere Hormone gesteuert, die sich nun auf dem Tiefpunkt ihrer Konzentration befinden. Denn wurde eine Eizelle nicht befruchtet, ist es nicht länger nötig, die Gebärmutterschleimhaut aufrechtzuerhalten, um auf eine mögliche Einnistung zu warten. Die Blutung dauert etwa 4 bis 7 Tage.

Zyklusphase 2: Follikelphase

Nun beginnt der Körper, sich auf das große Ereignis, den Eisprung, vorzubereiten. Dafür produzieren die Eierstöcke unter dem Einfluss von FSH etwa zehn bis 20 Follikel, von denen jeder eine Eizelle enthält. Während diese Follikel heranreifen, produzieren sie das Hormon Östrogen, das die Schleimhaut der Gebärmutter verdickt und sie so auf eine mögliche Schwangerschaft vorbereitet. Mit zunehmender Größe der Follikel steigt entsprechend auch die Menge an produziertem Östrogen. Die Dauer dieser Phase kann zwischen 7 und 21 Tagen variieren.

Zyklusphase 3: Ovulationsphase

Die Ovulationsphase ist die Zeit um den Eisprung herum und tritt erst ein, wenn ein Follikel vollständig gereift ist. Sie markiert außerdem das Ende der variablen ersten Zyklusphase. Obwohl mehrere Follikel heranreifen, schafft es nur einer, »der dominanteste« Follikel, und bewegt sich an den Rand des Eierstocks. Der Östrogenspiegel erreicht seinen Höhepunkt, wodurch die Hypophyse angeregt wird, LH auszuschütten, was dafür sorgt, den Eisprung auszulösen. Die Hülle des Follikels platzt und die reife Eizelle wandert den Eileiter entlang Richtung Gebärmutter (daher der Name »Eisprung«), wo sie in den nächsten 12–18 Stunden befruchtet werden kann. Dieser Vorgang dauert nur wenige Minuten und wird von vielen Frauen oft unbemerkt durchlaufen.

Zyklusphase 4: Lutealphase

Nach dem Eisprung verwandelt sich der leere Follikel in den Gelbkörper, welcher nun das Gelbkörperhormon Progesteron produziert. Aus diesem Grund wird die zweite Zyklusphase auch als Gelbkörper- oder Progesteronphase bezeichnet. Das Progesteron sorgt nun dafür, dass die aufgebaute Gebärmutterschleimhaut lange genug aufrechterhalten wird und die nächste Menstruation nicht zu früh eintritt. Das Hormon ist auch als »Schwangerschaftshormon« bekannt, da es für viele Anpassungen im Körper sorgt, um ihn auf eine mögliche Schwangerschaft vorzubereiten und eine Einnistung eines Spermiums zu gewährleisten. Dabei sorgen sowohl Östrogen als auch Progesteron in der Kombination für die perfekte »Qualität« der Gebärmutterschleimhaut, um eine mögliche Einnistung optimal zu gestalten.

Wenn keine Schwangerschaft eintritt, bildet sich der Gelbkörper zurück und der Hormonspiegel sinkt ab, was schließlich zur Ablösung der Gebärmutterschleimhaut führt. Somit tritt die Menstruation ein und ein neuer Zyklus beginnt. Die Länge der Lutealphase beträgt in etwa 10 bis 16 Tage.

WIR HALTEN FEST

In der ersten Zyklusphase dominiert das Östrogen und in der zweiten Phase das Progesteron. Beide erfüllen in diesen Phasen wertvolle Aufgaben, die nicht ausschließlich unser Fortpflanzungssystem, sondern den gesamten Körper betreffen. Dabei ist nicht allein deren Konzentration für einen gesunden Zyklus entscheidend, sondern das Gleichgewicht der beiden Sexualhormone. Sind diese beiden nicht in Balance, können Zyklusstörungen die Folge sein.

EXKURS: Vier Zyklusphasen = unsere vier inneren Jahreszeiten?

Hast du schon mal davon gehört, dass die vier verschiedenen Zyklusphasen metaphorisch mit den vier Jahreszeiten verglichen werden können? Diese Metapher soll dabei helfen, die unterschiedlichen Energien und Bedürfnisse während des Zyklus zu verstehen. Ich möchte dir den Ansatz kurz vorstellen, da er dir möglicherweise helfen kann, nicht nur die körperlichen, sondern auch deine emotionalen Veränderungen im Laufe des Zyklus besser zu verstehen.

Beginnen wir mit der Follikelphase, die dem **Frühling** zugeordnet wird. Ähnlich wie die Natur allmählich zum Leben erwacht, spüren viele Frauen in dieser Zeit, wie ihre Energie langsam zunimmt. Es entsteht ein starkes Bedürfnis nach Aktivität und Kreativität, begleitet von steigenden Östrogenspiegeln. In dieser Phase fühlen wir uns vital und sind offen für neue Ideen und Herausforderungen.

Der Eisprung, unserem **Sommer** ähnlich, markiert den Höhepunkt der Energien. Wie die Natur in voller Blüte steht, fühlen sich viele Frauen in dieser Phase besonders kraftvoll und attraktiv. Die Bereitschaft zur Empfängnis steigt, was auch zwischenmenschliche Beziehungen beeinflussen kann. Wir verspüren besonders stark das Bedürfnis nach sozialer Interaktion und haben mehr Lust auf Sex.

Nach dem Sommer folgt der **Herbst**, die Lutealphase. Nach vielen Unternehmungen und Zeit im Außen kehrt nun mehr Ruhe in den Alltag. Es wird früher dunkel, kälter und das Bedürfnis nach gemütlichen Tagen zu Hause mit Tee und Kerzen auf der Coach steigt. Dafür ist der Anstieg des Progesterons verantwortlich, der für einen erhöhten Bedarf an Schlaf, Entspannung und Rückzug sorgt. In dieser Phase neigen Frauen dazu, sich auf innere Prozesse zu konzentrieren und sich stärker mit sich selbst auseinanderzusetzen.

Schließlich bringt die Menstruationsphase, vergleichbar mit dem **Winter**, die notwendige Ruhe und Regeneration. Ähnlich wie die Natur zur Ruhe kommt, suchen viele Frauen in dieser Zeit nach mehr Stille und Selbstfürsorge. Die körperlichen Prozesse während der Menstruation benötigen viel Energie, was das Verlangen nach Ruhe, Wärme und Entspannung verstärkt. Mit der Kälte draußen sinkt auch oftmals der Tatendrang, weshalb die Phase der Entlastung und Vorbereitung auf den nächsten Zyklus dient.

Ich persönlich mag den Jahreszeitenvergleich sehr. Er zeigt, dass es ein fortlaufender Prozess ist. Jahr für Jahr, Zyklus für Zyklus. Wir sind ein Teil der Natur, die ihre natürlichen Rhythmen durchlebt, so wie auch wir in Verbindung mit den natürlichen Rhythmen unseres Körpers leben. Genau aus diesem Grund bin ich so ein großer Fan von zyklusbasiertem Training und zyklusbasierter Ernährung, um im Einklang mit unserem Körper zu sein. Allerdings verstehe ich auch, dass nicht jeder Mensch denselben Zugang dazu hat. Einige Frauen mögen die Zyklusphasen anders empfinden oder mit den Jahreszeiten unterschiedliche Assoziationen haben. Dieser Vergleich ist also nicht universell, aber dennoch für einige ein praktischer Ansatz, der uns helfen kann, um die Beziehung zu unserem eigenen Körper besser zu verstehen und wertzuschätzen.

Den Zyklus dokumentieren

Nun ist es an der Zeit, die Theorie in die Praxis umzusetzen. Zyklustracking bedeutet, deinen individuellen Zyklus genau zu beobachten, um darauf basierend dein Training und deine Ernährung anzupassen. Wenn du mit dem Tracking startest, wirst du einige Aha-Momente erleben, denn es ist superspannend, Zusammenhänge mit seinem körperlichen und psychischen Wohlbefinden und dem Zyklus herauszufinden. Für mich persönlich hat sich dadurch eine ganz neue Welt geöffnet und ich konnte mich dadurch noch viel besser kennenlernen und eine tiefere Verbindung zu mir selbst aufbauen.

Vielleicht dokumentierst du deinen Zyklus auch schon – die Frage ist allerdings wie, denn es gibt verschiedene Arten. Eine ist eventuell etwas zuverlässiger beziehungsweise sicherer als die andere. Ich möchte dir darum ein paar wichtige Hinweise und Tipps an die Hand geben, sodass du deinen Zyklus ganz einfach und verlässlich dokumentieren kannst.

Die **Kalendermethode**, bei der du lediglich den Beginn und das Ende deiner Periode notierst, ist ein erster wichtiger Schritt. Allerdings ist sie nicht ausreichend, um festzustellen, in welcher Zyklusphase du dich befindest. Denn dazu ist der Eisprung unser wichtiger »Marker«.

Hinweis: Dieser Leitfaden konzentriert sich auf das Zyklustracking zur Optimierung deiner Fitness und Gesundheit und NICHT zur Verhütung oder bei einem Kinderwunsch. Mit der hier vorgestellten Methode kannst du zwar die fruchtbaren von den unfruchtbaren Tagen deines Zyklus unterscheiden, allerdings bedarf es für eine genaue und fehlerfreie Anwendung weiterführende Schulung.

Den Eisprung erkennen

Wie du schon weißt, markiert der Eisprung den Übergang von der ersten in die zweite Zyklusphase und ist deshalb zentral für das Zyklustracking. Er ist aufgrund der individuellen Schwankungen nicht exakt vorhersehbar, aber es gibt verschiedene Methoden und Körperzeichen, um feststellen zu können, ob wir kurz davor, uns aktuell oder auch in der Zeit nach der fruchtbaren Phase befinden.

Ultraschall

In der Medizin ist der Ultraschall die genaueste Methode, um den Eisprung zu bestimmen. Er kann die Entwicklung der Follikel und den Zeitpunkt des Eisprungs genau anzeigen. Allerdings ist er für den alltäglichen Gebrauch natürlich nicht wirklich praktikabel.

Ovulationstests

Diese Tests messen die Konzentration des luteinisierenden Hormons (LH) im Urin (oder per Auswertung im Labor mittels Blut sowie neuerer technischer Geräte auch über den Speichel). Ein Anstieg des LH zeigt den bevorstehenden Eisprung an. Jedoch sind die Ergebnisse nicht immer eindeutig und die »LH-Spitzen«, welche entscheidend für die Auswertung sind, können von Frau zu Frau variieren. Es würde den Rahmen sprengen, hier in die Tiefe zu gehen, aber es ist wichtig zu wissen, dass sie als alleinige Methode für das Zyklustracking eher nicht ausreichen. Außerdem sind sie bezüglich der Umwelt- und Nachhaltigkeitsaspekte nicht die beste Option.

Mittelschmerz

Viele Frauen berichten von einem ziehenden oder stechenden Gefühl im Unterleib, bekannt als Mittelschmerz. Ich kenne einige Frauen, die sich auf dieses Ziehen verlassen und meinen, sie »spüren ihren Eisprung«. Dieser Schmerz ist jedoch sehr subjektiv und kann nicht als zuverlässiger Indikator für den Eisprung angesehen werden.

Die symptothermale Methode (nach Sensiplan)

Diese Methode kombiniert die Beobachtung spezifischer Körperzeichen mit der Messung der Basaltemperantur. Der Begriff »symptothermal« setzt sich aus zwei Wörtern zusammen: »Symptom« bezieht sich auf die Beobachtung von Östrogenmarkern wie dem Zervixschleim (»Zervix« = Gebärmutterhals) oder dem Muttermund, und »thermal« bezieht sich auf die Messung der Basaltemperatur, die vom Hormon Progesteron abhängig ist. Durch die Kombination dieser Körperzeichen (Basaltemperatur + Zervixschleim und/oder Muttermund) kann die jeweilige

Zyklusphase bestimmt werden und man erhält ein genaues Bild von der Funktionsweise des eigenen Zyklus.

1. Basaltemperatur

Die Basaltemperatur steigt infolge des Progesteronanstiegs nach dem Eisprung um 0,3 bis (wie manche Frauen berichten) auf 1 Grad Celsius an und bleibt bis zum Einsetzen der Menstruation erhöht. Der Temperaturanstieg ist ein eindeutiges Zeichen, dass ein Eisprung stattgefunden hat.

Für eine präzise Messung ist ein Thermometer nötig, das mindestens auf zwei Nachkommastellen genau misst. Wichtig ist auch eine konsistente Messung direkt nach dem Aufwachen, entweder immer oral, vaginal oder rektal, und vorher mindestens sechs bis acht Stunden ununterbrochener Schlaf. Außerdem sollten eventuelle Störfaktoren wie Krankheit, gestörter Schlaf oder sonstige Abweichungen dokumentiert werden, um eine möglichst genaue Auswertung des Temperaturverlaufs zu ermöglichen. Die Körperkerntemperatur ist ein sehr zuverlässiger Indikator, jedoch ist die Messung leider sehr störanfällig. Es bedarf also etwas Routine.

Es gibt mittlerweile auch Temperatursensoren, welche intravaginal getragen werden können – der Goldstandard unter den Trackern. Sie sind ziemlich zuverlässig und kaum störanfällig, da sie die Temperatur in etwa alle 5 Minuten erfassen. Die Sensoren sind mit einer App verbunden, die die Daten verarbeitet und analysiert. Ziemlich spannend! Allerdings sehr kostspielig.

2. Zervixschleim

Der Zervixschleim wird von den schleimbildenden Drüsen des Gebärmutterhalses (= Zervix) produziert und durchläuft im Laufe des Zyklus verschiedene Veränderungen in Bezug auf Farbe und Konsistenz. Da er eng mit dem Östrogenspiegel zusammenhängt, ist er ein nützliches und meist gut wahrnehmbares Körperzeichen, um die Phase des Zyklus zu bestimmen. Um den Zervixschleim zu beobachten, empfiehlt es sich, ihn mehrmals täglich am äußeren Eingang der Vagina mit dem Finger zu erfühlen, ohne ihn dabei in die Vagina einzuführen. Bei der Farbe und Konsistenz können wie immer individuelle Unterschiede auftreten. Hier sind ein paar allgemeine Anhaltspunkte, an denen du dich orientieren kannst:

ZERVIXSCHLEIM ERFÜHLEN

Nach der Menstruation:
Der Schleim ist oft trocken und kaum wahrnehmbar.

Vor dem Eisprung:
Die Vagina wird zunehmend feuchter. Der Schleim wird allmählich weißlich und cremig.

Während der Eireifung:
Der Schleim wird klarer, dehnbarer und ähnelt rohem Eiweiß – er erreicht seine beste Qualität, damit Spermien potenziell gut durchkommen können.

Nach dem Eisprung:
Er wird wieder dicklicher, trüber und fester, damit nun keine neuen Spermien durchkommen. Manchmal verschwindet er auch ganz. Die Farbe kann von cremig bis leicht gelblich variieren.

3. Gebärmuttermund

Als drittes Körperzeichen wird der Gebärmuttermund genutzt, welcher sich hinsichtlich Lage und Gewebestruktur ebenfalls mit dem Zyklusverlauf verändert. Er reagiert ähnlich wie der Zervixschleim auf den ansteigenden Östrogenspiegel und wird als Alternative oder Ergänzung zur Beobachtung des Zervixschleims herangezogen.

Mit steigendem Östrogenspiegel öffnet sich der Muttermund immer weiter, wird weicher und bewegt sich während des Eisprungs in Richtung Gebärmutter. Es erfordert etwas Übung, Routine und Zeit, um diese Veränderung zu erkennen. Aber der Muttermund ist ein sehr aussagekräftiges Körperzeichen, um die jeweilige Phase des Menstruationszyklus zu bestimmen.

MUTTERMUND ERTASTEN

Nimm eine bequeme Position ein, um den Muttermund tasten zu können. Eine leichte Beugung des Beckens kann dabei hilfreich sein, zum Beispiel in der Hocke oder indem du dein Bein auf den Bettrand oder die Badewanne stellst. Alternativ kannst du den Muttermund auch in Rückenlage mit angewinkelten Beinen gut erreichen. Verwende deinen längsten Finger und taste nach folgenden Parametern:

- **Öffnung:** Direkt nach der Menstruation ist der Muttermund in der Regel geschlossen. Kurz vor dem Eisprung öffnet er sich jedoch wieder und lässt sich als leichte Einbuchtung ertasten.

- **Härtegrad:** Im Verlauf des Zyklus ändert sich auch der Härtegrad des Gewebes um den Muttermund herum. Je näher der Eisprung rückt, desto weicher wird das Gewebe und der Muttermund fühlt sich ungefähr so weich an wie das Ohrläppchen.
- **Lage:** Während der fruchtbaren Phase zieht sich die Gebärmutter etwas nach oben, wodurch der Muttermund schwerer erreichbar sein kann, was sich auch beim Ertasten bemerkbar macht.

Kann ich Zyklus-Apps vertrauen?

Ich werde oft gefragt, welche Zyklus-App ich nutze und ob die Dokumentation mittels App überhaupt sinnvoll ist. Dazu möchte ich dir ein paar wichtige Hinweise geben.

Zyklus-Apps und auch tragbare Computersysteme (sogenannte Wearables – wie beispielsweise die Applewatch) sind superpraktisch und mittlerweile gibt es eine Vielzahl davon, die den traditionellen Menstruationskalender ersetzen. Die Anwendung ist einfach, du hast sie überall dabei und die Apps erfassen viele wichtige Zyklusparameter wie die Blutungsstärke, die Körperzeichen der symptothermalen Methode, prämenstruelle Symptome und vieles mehr.

Allerdings ist bei der Nutzung von Zyklus-Apps Vorsicht geboten: Sie allein sind nicht zur Verhütung oder genauen Vorhersage der fruchtbaren Tage geeignet. Denn viele Apps versprechen zwar, den Eisprung vorherzusagen, doch diese Angaben sind oft sehr ungenau. Viele basieren auf einem standardisierten 28-Tage-Zyklus oder übertragen die Zykluslänge aus deinen vorherigen Daten – ein Ansatz, der Abweichungen nicht berücksichtigt.

Die Erfahrung zeigt, dass die Vorhersagen der Apps oft nicht mit der Realität übereinstimmen. Diese Unzuverlässigkeit unterstreicht die Wichtigkeit, auf deine eigenen Körperbeobachtungen zu vertrauen und dich nicht auf Vorhersagen zu verlassen. Du weißt ja, der Eisprung ist nicht exakt vorhersehbar. Zudem solltest du den Datenschutz im Auge behalten, da nicht alle Apps sensible Daten ausreichend schützen.

Kurz gesagt: Zyklus-Apps können eine hilfreiche Ergänzung sein, aber sie sollten mit Bedacht und als Teil eines ganzheitlichen Ansatzes zur Zyklusbeobachtung verwendet werden.

Ich greife tatsächlich am liebsten zu Stift und Papier, um meine Bildschirmzeit nicht noch weiter in die Höhe zu treiben. Aus diesem Grund habe ich zusammen mit meinem FEMNETIC-Team ein **Zyklusjournal** entwickelt, bei dem man nicht nur meine Zyklusdaten, sondern auch wichtige Trainingsparameter und seine Ernährung dokumentieren kann. So lässt sich noch schneller und einfacher ein Zusammenhang zwischen dem Zyklus mit dem Training und dem Ernährungsverhalten feststellen.

Wie du das Beste aus dir herausholst

»Arbeite mit deiner Physiologie
zusammen – nicht gegen sie.«
Stacy Sims

Jetzt kommt vermutlich der Part des Buchs, auf den du schon lange wartest. Denn du fragst dich wahrscheinlich schon die ganze Zeit: Wie funktioniert Training & Ernährung im Einklang mit dem weiblichen Zyklus denn jetzt genau?

Sind wir ganz ehrlich: »zyklusbasiertes Training« klingt wahnsinnig kompliziert. Doch ich will dir mit diesem Buch zeigen, dass das nicht der Fall ist. Der Schlüssel liegt darin, deinen eigenen Zyklus zu verstehen. Dieses Wissen über deinen Körper ist die Grundlage für ein individuell zugeschnittenes Training. Lass dich davon nicht abschrecken, denn das tiefe Verständnis deines eigenen Zyklus ist eine wertvolle Bereicherung.

Dieser personalisierte Ansatz, der auch in anderen Lebensbereichen wie der Medizin und Ernährung erfolgreich ist, berücksichtigt die individuellen Bedürfnisse und Reaktionen jedes Einzelnen. In der Medizin zum Beispiel benötigt dieselbe Erkrankung je nach Person unterschiedliche Behandlungsmethoden.

Ähnlich verhält es sich auch mit der Ernährung: Jeder Körper reagiert anders auf verschiedene Lebensmittel. Dieser Trend zur Individualisierung zeigt sich zunehmend als richtungsweisend in vielen Bereichen – von der Fitness über die Gesundheit bis hin zum alltäglichen Leben. Es lässt sich also festhalten:

Deinen Menstruationszyklus im Training zu ignorieren ist ein verpasstes Potenzial. Das betrifft sowohl Aspekte der Leistungsoptimierung als auch der Gesundheit.

Über zyklusbasiertes Training herrschen mittlerweile viele Mythen.

Hast du schon mal davon gehört, dass du verschiedene Sportarten während der vier Zyklusphasen ausüben sollst? Beispielsweise wird oftmals Yoga während der Menstruationsphase, Gewichtheben während der Follikelphase, HIIT während der Ovulation und Ausdauersport während der Lutealphase empfohlen. Woher diese Ideen kommen, schauen wir uns noch genauer an. Doch eins vorab: Dieses Prinzip, wie viele weitere sogenannte »Cycle-Syncing-Konzepte«, die in den sozialen Medien kursieren, sind meist vollkommener Blödsinn. Außerdem sind die meisten davon, ganz besonders im Leistungssport, nicht umsetzbar. Bei zyklusbasiertem Training kannst du natürlich wie gewohnt deiner Lieblingssportart treu bleiben.

Falls es dir bislang noch nicht bewusst war: Ein offizielles Konzept für zyklusbasiertes Training gibt es (noch) nicht. Das klingt vielleicht enttäuschend, doch da die Forschung an Frauen so lange vernachlässigt wurde, gibt es eben noch einiges nachzuholen. Der hier vorgestellte Ansatz von zyklusbasiertem Training beruht auf den Erkenntnissen biologischer Grundlagen, der aktuellen Studienlage und Erfahrungsberichten. Es sind Empfehlungen, die für einen Großteil der Menstruierenden funktionieren.

Eine weitverbreitete Vorstellung ist außerdem, dass zyklusbasiertes Training Zyklusstörungen oder Menstruationsschmerzen heilen kann. Aber Achtung: Solche Aussagen solltest du mit Vorsicht betrachten.

Training und Bewegung sind wichtige Aspekte in der Prävention und Behandlung dieser Störungen, aber zyklusbasiertes Training und zyklusbasierte Ernährung sind keine Wundermittel. Es ermöglicht dir allerdings, dein Training besser an deine individuellen Bedürfnisse und Ziele anzupassen sowie deine Gesundheit und dein Wohlbefinden mehr in den Fokus zu rücken.

Oft werde ich gefragt: Für wen ist zyklusbasiertes Training überhaupt geeignet? Profitieren nur Leistungssportlerinnen davon? Und können sie das bei ihrem hohen Trainingspensum überhaupt realisieren? Oder lohnt es sich mein Training nach dem Zyklus abzustimmen, wenn ich nur ab und an Sport treibe? Meine Antwort lautet dabei immer: Zyklusbasiertes Training ist unabhängig vom Leistungsniveau eine absolute Bereicherung. Egal, welche sportlichen Ziele erreicht werden sollen.

Nur so trainierst du erfolgreich

- **Beachte die sieben Trainingsprinzipien:** Erfolgreiches Training beruht auf bestimmten sportwissenschaftlichen Prinzipien. Das sind sieben grundlegende Konzepte, die in der Trainingswissenschaft angewendet werden, um effektive Trainingspläne zu entwickeln und die Leistung im Sport zu steigern. Werden diese Grundprinzipien nicht beachtet, so führt auch zyklusbasiertes Training nicht zum Erfolg. Wie diese im Einklang mit dem Zyklus gestaltet werden können, erfährst du ab Seite 138.
- **Ein natürlicher Menstruationszyklus muss vorliegen:** Das ist vermutlich ein Aspekt, weshalb zyklusbasiertes Training für viele sportbegeisterte Frauen gar nicht erst infrage kommt. Umfragen zufolge nutzen in etwa die Hälfte aller Sportlerinnen hormonelle Verhütungsmethoden.[50] Jede Art der hormonellen Kontrazeption – ob Anti-

Babypillen, der Vaginalring, die Dreimonatsspritze oder die Hormonspirale – sie verändern alle die Prozesse des Menstruationszyklus, sodass die hormonellen Abläufe nicht mehr in natürlicher Form gegeben sind. Kurz gesagt: Du hast somit KEINEN Menstruationszyklus, weshalb zyklusbasiertes Training nicht möglich ist.

- **Ein gesunder Zyklus als Basis:** Liegen Zyklusstörungen wie das Ausbleiben der Periode oder starke Menstruationsschmerzen vor, so gibt es im ersten Schritt ein paar besondere Anpassungen zu treffen, die wir nach diesem Kapitel behandeln.
- **Voraussetzung: Dokumentiere deinen Zyklus!** Klingt zwar logisch, dennoch sollte dieser Aspekt nicht unterschätzt werden. Wird der Zyklus nicht richtig dokumentiert, können individuelle Muster nicht herausgefunden werden. Außerdem musst du natürlich wissen, in welcher Zyklusphase du dich befindest, um das Training und die Ernährung entsprechend gestalten zu können. Das ist beispielsweise eines der größten Schwachstellen vieler Apps, die zyklusbasierte Trainings- und Ernährungspläne ausspucken. Es wird meist nicht abgefragt oder gar überprüft, in welcher Zyklusphase sich die Anwenderin befindet und ob sie möglicherweise von Zyklusstörungen betroffen ist. Es ist also wichtig, dass du dich intensiv mit deinem Körper auseinandersetzt und dich nicht auf irgendwelche Apps verlässt, die die Zyklusphase nur anhand der Eintragung deiner Periode errechnen.
- **Beachte deine körperlichen Signale!** Zwar werden im Folgenden viele allgemeine Trainings- und Ernährungsempfehlungen für die einzelnen Zyklusphasen gegeben, jedoch ist es dabei immer wichtig im Hinterkopf zu behalten, dass jeder Zyklus sehr individuell ist und dein körperliches Empfinden entscheidend ist.

Menstruationsphase: Sport während der Periode, ja oder nein?

Unsere sportliche Reise durch die Zyklusphasen startet an Zyklustag 1 mit Einsetzen der Menstruation. Ein häufiges Phänomen während der Menstruation ist eine gewisse Erschöpfung und Energielosigkeit. Das hat vor allem damit zu tun, dass diese körperlichen Prozesse eine Menge an Energie erfordern. Dazu trägt auch der Blutverlust während der Menstruation bei. Denn durch die Periodenblutung geht Eisen verloren, das für den Transport von Sauerstoff im Körper verantwortlich ist. Ein Eisenmangel kann daher zu einer verminderten Energieproduktion führen.

Während der Menstruation kontrahiert der größte Muskel im weiblichen Körper – die Gebärmutter. Das kann zu Regelschmerzen im unteren Bauchbereich oder Rücken führen. Ein leichtes bis mittelstarkes Ziehen ist völlig normal, aber starke Schmerzen sollten definitiv nicht auftreten.

Viele Frauen bemerken auch Veränderungen im Stuhlverhalten, wie häufigeren weichen Stuhlgang oder Durchfall, entweder kurz vor oder während der Menstruation. Dies liegt vor allem am Abfall des Progesteronspiegels und der Freisetzung von Prostaglandinen. Das sind Gewebshormone, die die Gebärmutterkontraktionen auslösen. Diese Hormone beeinflussen auch den Darm, wodurch die Verdauung angeregt wird und zu Durchfall führen kann. Aus denselben Gründen treten in dieser Phase auch häufig Blähungen und ein Völlegefühl auf.

Der steile Abfall der beiden weiblichen Geschlechtshormone sowie die Ausschüttung der Prostaglandine kann zu einigen weiteren Symptomen führen, die meist schon kurz vor Einsetzen der Periode beginnen. Dazu gehören körperliche Beschwerden wie Kopfschmerzen, Brustspannen und Schwindelgefühl sowie emotionale Symptome wie Reizbarkeit,

Traurigkeit, Überempfindlichkeit, Stimmungsschwankungen, depressive Verstimmungen und viele, viele weitere.

So trainierst du richtig

Ich erinnere mich noch an den Sportunterricht in der Schule. In fast jeder Stunde saß mindestens eine Mitschülerin auf der Bank, weil sie ihre Periode hatte. Egal ob mit Periodenkrämpfen oder ohne. Die Periode war der perfekte Grund, um beim Unterricht nicht mitmachen zu müssen. Oder sollten Frauen während ihrer Periode tatsächlich besser keinen Sport betreiben? Verstärkt er Menstruationsbeschwerden oder werden sie dadurch sogar verringert? Hier gibt es kein klares Ja oder Nein, denn wie du weißt, ist der Zyklus einer jeden Frau sehr individuell und nicht jede empfindet gleich in dieser Phase. Genau deshalb müssen wir das auch individuell betrachten.

Du bist leistungsfähig!

Rein aus hormoneller Sicht sind die Voraussetzungen während er Menstruation, um beim Training ordentlich Gas zu geben, tatsächlich ziemlich gut. Denn die niedrigen Hormonspiegel (ähnlich wie bei Männern), sprechen dafür, dass wir leistungsfähig sind. Wenn du dich während der Menstruation also fit und leistungsfähig fühlst, spricht absolut nichts gegen ein schweißtreibendes Training. Allerdings ist das bei einigen Frauen leider nicht der Fall. Viele Frauen fühlen sich in dieser Zeit einfach nicht ganz so wohl in ihrem Körper und verspüren das Bedürfnis nach Ruhe und Rückzug.

Wir fühlen uns möglicherweise schlapper als sonst, fühlen uns aufgebläht und können unsere Muskulatur in diesem Bereich nicht ansteuern wie sonst. Der Druck im Unterleib führt auch oftmals dazu, dass wir uns (wie beispielsweise beim Krafttraining) nicht richtig auf die Übung konzentrieren können. So riskieren wir möglicherweise eine schlechte Haltung beziehungsweise Übungsausführung. Schon der Gedanke daran, in diesem Zustand beispielsweise eine schwere Langhantelstange auf der Hüfte (für Hip Thrusts) aufliegen zu haben, motiviert nicht gerade zum Training.

Schlapp? Mach langsam!

Wenn du zu den Frauen gehörst, die sich während der Periode besonders unwohl und energielos fühlen, dann ist es ratsam, beim Training etwas vom Gaspedal zu treten oder eine Pause einzulegen. Denn wenn wir unseren Körper zu sehr beanspruchen, obwohl wir uns nicht danach fühlen, führt das zu Stressreaktionen, was Regelschmerzen begünstigen kann. Denn Stress trägt zu einer erhöhten Ausschüttung der Prostaglandine bei, die die Gebärmutter stärker kontrahieren lassen.

Bist du von Menstruationsschmerzen betroffen, aber du kannst die Trainingseinheit (da du im Leistungssport unterwegs bist) nicht ausfallen lassen, dann solltest du trotz allem nicht zu intensiv trainieren und dir mehr Zeit für Regeneration und Erholung nehmen. Es ist auch wichtig, dass du das deiner Trainerin kommunizierst, denn sonst verschlimmern sich die Schmerzen nur noch. Frage nach, ob du den Schwerpunkt der Trainingseinheit beispielsweise auf Techniktraining oder Stretching legen kannst. Leichte Bewegung in Form von lockeren Läufen, Stretching oder Yoga kann dagegen nämlich sehr wohltuend wirken.

Besser kein Kopfstand während der Periode?!

Praktizierst du Yoga und hast von deinem Lehrer gehört, dass du während deiner Periode keine Übungen in der Umkehrhaltung machen solltest? Diese traditionelle Vorsichtsmaßnahme beruht auf der Annahme, dass solche Positionen, wie der Kopfstand, den natürlichen Fluss deiner Menstruation stören könnten. Die Sorge ist hier, dass durch die Umkehrhaltung der Abfluss des Menstruationsblutes gegen die Schwerkraft beeinflusst und so theoretisch das Risiko für Endometriose (eine Erkrankung, bei der Gebärmutterschleimhaut außerhalb der Gebärmutter wächst) erhöht wird.

Doch die Wissenschaft hat diese Bedenken bisher nicht bestätigen können. Es fehlt an klaren Beweisen, die zeigen, dass solche Haltungen tatsächlich schädlich sind während der Menstruation. Da die Menstruation vor allem hormonell gesteuert wird, sind die physischen Auswirkungen von Yoga-Positionen wahrscheinlich minimal.

Dennoch entscheiden einige aus Respekt vor der Yoga-Tradition oder einfach, weil es sich für sie besser anfühlt, während dieser Zeit auf Umkehrhaltungen zu verzichten. Letztlich ist es eine persönliche Entscheidung, die jeder auf Basis seines eigenen Körpergefühls und Wohlbefindens treffen sollte.

DAS SAGT DIE WISSENSCHAFT

Eine spannende Frage, die ich oft gestellt bekomme: Sind wir Frauen während unserer Periode weniger leistungsfähig? Aktuelle Forschungen zeigen interessante Ergebnisse. Eine BBC-Umfrage (2020) und eine umfangreiche Online-Studie mit über 6.800 Strava-Mitgliederinnen enthüllen, dass über die Hälfte der Athletinnen eine negativ beeinflusste Leistung vor und während der Menstruation wahrnehmen und zum Teil auf Wettkämpfe verzichten müssen.[51] Eine tiefgehende Metaanalyse, die 51 Studien einschließt, zeigt außerdem eine geringfügig reduzierte Leistungsfähigkeit in der

Menstruationsphase.[52] Doch die Studienqualität und -methodik variiert, was pauschale Aussagen erschwert.
Interessanterweise deuten Untersuchungen darauf hin, dass die Menstruationsphase die kognitiven Funktionen, speziell das räumliche Vorstellungsvermögen, positiv beeinflussen kann.[53] Das steht im Zusammenhang mit dem niedrigen Östrogenspiegel.
Die Ergebnisse unterstreichen, wie unterschiedlich Frauen auf ihre Menstruationsphase reagieren und dass eine pauschalisierte Betrachtung der Leistungsfähigkeit nicht der Vielfalt weiblicher Erfahrungen gerecht wird.

So ernährst du dich richtig

Während der Menstruation benötigt der Körper besondere Aufmerksamkeit und Fürsorge. Dabei ist eine vollwertige, gesunde und hormonfreundliche Ernährung in jeder Zyklusphase ganz klar das A und O, bevor es an den Feinschliff geht.

Leicht verdauliche Lebensmittel – die Wohlfühlbasis

Wie du vielleicht schon selbst gemerkt hast, kann während deiner Periode dein Verdauungssystem etwas sensibler sein als sonst. Vermeide deshalb große Mengen an blähendem Gemüse wie Kohlsorten oder Bohnen, kohlensäurehaltige Getränke sowie sehr süßen, sauren und stark gewürzten Speisen und Getränken.

Bevorzuge fettarme und nährstoffschonende Zubereitungsmethoden wie Dämpfen, Dünsten, leicht Anbraten und Kochen. Setze auf leicht verdauliche Lebensmittel wie gekochtes Gemüse, Reis oder Bananen.

Diese helfen, deinen Magen zu beruhigen und gleichzeitig wichtige Nährstoffe zu liefern. Eine kleine Schüssel Haferbrei zum Frühstück oder gedämpftes Gemüse als Beilage sind einfache Möglichkeiten, deinem Körper in dieser Zeit Gutes zu tun.

Regelmäßige Mahlzeiten – der Stabilitätsanker

Ein stabiler Blutzuckerspiegel kann Wunder wirken, um Heißhungerattacken in Schach zu halten. Achte auf regelmäßige, ausgewogene Mahlzeiten, die eine gute Mischung aus komplexen Kohlenhydraten, Eiweiß und gesunden Fetten (wie Omega-3-Fettsäuren) enthalten. Ein Beispiel für eine ausgewogene Mahlzeit: ein Quinoa-Salat mit Gemüse, Tofu, einem Dressing auf Olivenölbasis und ein Topping mit Kürbiskernen.

Flüssigkeit und Elektrolyte – das Duo für Balance

Eine erhöhte Zufuhr an Flüssigkeit (ca. 2–3 Liter/Tag) und eine ausgewogene Elektrolytbalance sind in dieser Phase deines Zyklus besonders wichtig. Elektrolyte, also elektrisch geladene Mineralien wie Natrium, Kalium, Kalzium und Magnesium, spielen eine zentrale Rolle für zahlreiche Körperfunktionen. Sie unterstützen das Flüssigkeitsgleichgewicht, fördern die Muskelfunktion und sind entscheidend für die Nervenübertragung. Beim Sport verliert der Körper nicht nur Wasser, sondern schwitzt auch Elektrolyte aus, was ohne Ausgleich zu Krämpfen, Müdigkeit oder Schwindel führen kann. Daher ist es ratsam, nicht nur auf eine ausreichende Wasserzufuhr zu achten, sondern auch die Elektrolyte im Blick zu behalten. Sportgetränke, Elektrolyttabletten oder natürliche Quellen wie Bananen für Kalium und eine Prise Salz für Natrium können hier helfen, das Gleichgewicht zu wahren.

Magnesium – der Krampflöser

Magnesium spielt eine entscheidende Rolle, um entspannt und möglichst schmerzfrei durch die Menstruationstage zu kommen. Es wirkt wie ein natürlicher Krampflöser.[54] Integriere magnesiumreiche Lebensmittel wie Nüsse, Samen und grünes Blattgemüse in deinen täglichen Speiseplan. Eine Portion Spinat (150 Gramm) liefert beispielsweise schon rund 100 Milligramm Magnesium, während eine Handvoll Mandeln (40 Gramm) etwa 95 Milligramm des wertvollen Minerals beisteuert. Experten empfehlen, während der Menstruation etwa 300 bis 400 Milligramm Magnesium täglich aufzunehmen.

Omega-3 – der stille Entzündungshemmer

Omega-3-Fettsäuren sind wahrhaftig deine stillen Verbündeten, wenn es um den Kampf gegen Entzündungen und Schmerzen geht. Setze auf fettigen Fisch wie Lachs oder Makrele sowie Walnüsse und Leinsamen. Da je nach Quelle Fisch oftmals Schwermetallbelastungen aufweist, empfiehlt es sich, auch auf pflanzliche Alternativen wie zum Beispiel Algen oder Algenöl zurückzugreifen. Allgemein sind pflanzliche Öle wie Lein-, Hanf-, Walnussöl reich an guten Fettsäuren.

Zucker und Fett – die heimlichen Unruhestifter

Zu viel Zucker und schlechte Fette (das sind beispielsweise Transfette, die in Frittiertem, Backwaren oder stark verarbeiteten Lebensmitteln vorkommen) wirken entzündungsfördernd und können damit auch Periodenkrämpfe fördern. Achte darauf, Lebensmittel mit hohem Zucker- und Fettgehalt zu meiden und stattdessen zu frischen, unverarbeiteten Optionen zu greifen.

EISEN – UNVERZICHTBAR FÜR POWER UND AUSDAUER

Ein Eisenmangel kann sich drastisch auf die Leistungsfähigkeit auswirken, indem er Erschöpfungszustände hervorruft und den Sauerstofftransport im Körper beeinträchtigt. Typische Symptome eines Eisenmangels können unter anderem Müdigkeit, Schwäche, Kopfschmerzen, Schwindel, blasse Haut, brüchige Nägel oder Kurzatmigkeit sein.

Athletinnen sind besonders anfällig für Eisenmangel, nicht zuletzt aufgrund des erhöhten Stressniveaus (genauer gesagt des erhöhten Cortisolspiegels) nach intensiven Trainingseinheiten. Dies führt zu mehr Muskelstress, Muskelschädigungen und Entzündungen.

Studien zeigen, dass bis zu 60 Prozent der Sportlerinnen von Eisenmangel betroffen sind, wobei 20 Prozent sogar an Anämie (Blutarmut) leiden. Der Eisenbedarf von intensiv trainierenden Sportlerinnen, insbesondere Ausdauersportlerinnen, ist geschätzte 30–70 Prozent höher als bei nicht sportlich aktiven Frauen.[55] (Der tägliche Eisenbedarf bei Athletinnen liegt demnach bei etwa 20–30 Milligramm.)

Diese Zahlen machen deutlich, wie wichtig eine angemessene Eisenzufuhr ist und dass der Eisenstatus regelmäßig überprüft werden sollte. Das kannst du zum Beispiel über ein Blutbild bei deiner Ärztin überprüfen lassen. Nur so kannst du sicherstellen, dass dein Körper optimal mit diesem lebenswichtigen Mineralstoff versorgt ist und du dein volles Potenzial ausschöpfen kannst.

Eisen – die Energiequelle

Gerade während der Menstruation ist es essenziell, den Eisenverlust auszugleichen, um Müdigkeit und Schwäche entgegenzuwirken. Neben den bekannten eisenreichen tierischen Quellen (wie rotes Fleisch und Fisch), schaffst du es auch, deinen Eisenbedarf durch pflanzliche Lebensmittel zu decken. Dazu eignen sich Hülsenfrüchte, Haferflocken, Weizenkleie und grünes Blattgemüse optimal. Die von der Weltgesundheitsorganisation empfohlene Eisenaufnahme für Frauen im gebärfähigen Alter beträgt etwa 18 Milligramm pro Tag.

Es ist jedoch wichtig zu wissen, dass bestimmte Nahrungsmittel und Getränke die Eisenaufnahme hemmen können. Dazu gehören Kaffee, Tee, Milchprodukte und Lebensmittel mit hohem Kalziumgehalt.

Ein cleverer Tipp: Kombiniere eisenhaltige Lebensmittel mit Vitamin C – beispielsweise Orangen oder Beeren –, um die Eisenaufnahme zu steigern und deinen Körper optimal mit Energie zu versorgen.

PERFEKT ABGESTIMMT: TRAINING UND ERNÄHRUNG IN DER MENSTRUATIONSPHASE

- **Nimm die Intensität raus:** Da die Menstruationsphase häufig durch ein niedrigeres Energielevel gekennzeichnet ist, sind leichtere und kürzere Trainingseinheiten oft angebrachter. Überfordere dich nicht und lege bei Menstruationsschmerzen zwei bis drei Entlastungstage ein. Hör auf dein Körpergefühl!

- **Du bist leistungsfähig:** Die Periode ist kein Hindernis für sportliche Höchstleistungen. Mit der richtigen Vorbereitung, entsprechender Ernährung und nicht zu vergessen mentaler Einstellung kannst du auch beim Training oder Wettkampf abliefern.
- **Integriere Yoga, Dehn- und Atemübungen:** Es hat sich bewährt, dass leichte Bewegung, insbesondere Yoga und Dehnübungen, Menstruationsbeschwerden lindern können und das allgemeine Wohlbefinden verbessern. Es gibt spezielle Übungen wie die »Katze-Kuh«-Bewegung, die »Kobra« oder die »Haltung des Kindes«, welche helfen, die krampfenden Bereiche leicht aufzudehnen, Spannungen zu lösen und die Durchblutung in den schmerzenden Bereichen zu fördern.
- **Regelmäßige & leichte Mahlzeiten**: Um den Blutzuckerspiegel in Takt zu halten und Heißhungerattacken zu vermeiden, sind regelmäßige Mahlzeiten das A und O. Ebenso sollte auf stark verarbeitete Lebensmittel und hohe Mengen an Zucker verzichtet werden. Um den Magen-Darm-Trakt nicht noch zu überfordern (er ist in dieser Phase ohnehin schon empfindlich), empfiehlt sich auf leicht verdauliche Lebensmittel zurückzugreifen.
- **Nährstofffokus: Eisen, Magnesium & Omega-3-Fettsäuren:** Diese drei Nährstoffe sind während der Menstruation besonders essenziell. Sie helfen dabei, Periodenkrämpfe zu vermeiden und den Verlust an Mineralstoffen auszugleichen, um das Energielevel aufrechtzuerhalten.
- **Trinke genug:** Achte auf genügend Flüssigkeitszufuhr durch Wasser, ungesüßte Tees oder elektrolytreiche Sportgetränke.

Follikelphase: Zeit, um sich auszupowern?

Die Zeit der Blutung ist nun vorbei und eine Zeit des Aufbruchs und der Erneuerung beginnt. Ein Zeichen dafür, dass du in der Follikelphase angelangt bist. Der hohe Östrogenspiegel ruft verschiedene körperliche und emotionale Veränderungen hervor. Und genau diese faszinierenden Eigenschaften des Östrogens sind so entscheidend für unsere Trainingsanpassungen.

Hast du schon mal bemerkt, wie du in manchen Phasen deines Zyklus vor Energie und Lebensfreude nur so sprühst? Östrogen ist nämlich ein wahrer Energiebooster! Viele Frauen erleben genau das. Dieses Gefühl von Motivation, Ausgeglichenheit und Tatendrang ist kein Zufall, sondern biologisch begründbar. Östrogen fördert die Produktion und Freisetzung von Serotonin, dem sogenannten »Glückshormon«, das deine Stimmung hebt. Es beeinflusst auch Dopamin, das für Belohnung und Motivation zuständig ist, sowie Noradrenalin, das deine Aufmerksamkeit und Reaktionsfähigkeit steigert. Hierbei ist jedoch zu beachten, dass du bei einem Hormonungleichgewicht nicht von den positiven Auswirkungen des Östrogens profitierst. Wir gehen aber jetzt erst mal davon aus, dass deine Hormone im Gleichgewicht sind, und schauen uns an, wie sich das auf dein Wohlbefinden und deine Leistungsfähigkeit auswirkt.

Östrogen macht Mukkis

Eine weitere bereichernde Wirkung des Östrogens ist seine anabole (»aufbauende«) Eigenschaft – ganz ähnlich wie beim Testosteron (was besonders den Kraftsportlerinnen unter euch bekannt sein wird). Das bedeutet, dass es das Wachstum und die Entwicklung der Muskelmasse fördert. Dies geschieht durch eine Steigerung der Proteinsynthese, also dem Prozess, durch den der Körper neues Muskelgewebe aufbaut, sowie durch eine Verringerung des Proteinabbaus, wodurch vorhandenes Muskelgewebe erhalten bleibt.

Das Hormon fördert außerdem die Regeneration nach dem Training, da es als Antioxidans wirkt und Muskelentzündungen reduziert. Zusätzlich verbessert es die Durchblutung der Muskeln, was bedeutet, dass mehr Sauerstoff und Nährstoffe zu deinen Muskeln transportiert werden. So können wir beim Training länger durchhalten.

Wir halten außerdem nicht nur länger durch, wir können sogar öfter trainieren. Ist dir vielleicht schon mal aufgefallen, dass du in manchen Tagen im Zyklus weniger Muskelkater hast, obwohl dein Work-out sehr herausfordernd war? Bei einem Muskelkater entstehen kleine Miniverletzungen in den Muskeln, was bedeutet, dass sich der Körper an die letzte Trainingseinheit anpasst, somit fitter und stärker wird. Um den Prozess zu unterstützen, ist Erholung und die richtige Ernährung entscheidend. Und jetzt kommt wieder das Östrogen ins Spiel. Es gibt wissenschaftliche Hinweise darauf, dass ein erhöhter Östrogenspiegel mit weniger Mikrotraumata der Muskeln in Verbindung steht.[56]

Optimale Voraussetzungen für HIIT

Zusätzlich erhöht Östrogen die Sensibilität deines Körpers für Insulin, was bedeutet, dass Glukose effizienter in die Zellen aufgenommen und für Energie genutzt wird. In dieser Phase ist dein Körper also besonders gut darin, Kohlenhydrate als Energiequelle zu nutzen, und diese brauchen wir besonders für kurze und sehr anstrengende Übungen wie beim Sprinten oder Maximalkrafttraining.

So trainierst du richtig

Deine Hormonspiegel sind geradezu perfekt, um dich beim Training ordentlich auszupowern. Diese Kombination aus einem top Energie- und Motivationslevel, anaboler Wirkung, verbesserter Muskeldurchblutung, effizienter Energiegewinnung und schneller Regeneration scheint die Follikelphase zur idealen Zeit für intensives Training zu machen. Die Bezeichnung follikelphasenbetontes Training bedeutet also, dass während dieser Phase des Menstruationszyklus der Fokus auf den anspruchsvollsten Trainingsintensitäten liegt.

In der folgenden Übersicht habe ich dir ein paar sportartenübergreifende Empfehlungen zusammengestellt, welche sich rein aus biologischer Sicht ableiten lassen:

Krafttraining

Intensität steigern: Nutze die anabolen Eigenschaften des Östrogens und steigere die Intensität deines Krafttrainings. Füge mehr Gewicht hinzu und arbeite an deiner Maximalkraft.

Mehr Wiederholungen: Wenn du auf Muskelaufbau abzielst, sind jetzt mehr Wiederholungen und Sätze ideal.

Kurze Pausen: Halte die Pausen zwischen den Sätzen kurz, um die Ausdauer deiner Muskeln zu steigern.

Ausdauertraining

Längere Einheiten: Deine Muskeln sind jetzt besser durchblutet und du kannst Kohlenhydrate effizienter nutzen. Plane längere Lauf-, Rad- oder Schwimmeinheiten ein.

Höheres Tempo: Teste dich in dieser Phase mit einem höheren Tempo oder intensiveren Intervallen.

High-Intensity Interval Training (HIIT)

Volle Power: Dein Körper ist bereit für hohe Belastungen. Gib bei den Intervallen alles!

Kürzere Erholungsphasen: Nutze die erhöhte Ausdauer und reduziere die Erholungsphasen zwischen den Intervallen.

Sportarten mit Koordinationsanspruch

Techniktraining: Nutze die Phase, um an deiner Technik und Koordination zu arbeiten, da deine Konzentrationsfähigkeit nun verbessert ist.

Neues ausprobieren: Jetzt ist die beste Zeit, um neue Bewegungsabläufe oder Sportarten auszuprobieren, wobei dir deine extra Portion an Motivation zugutekommt.

Erholung und Mobilität

Aktive Erholung: Nicht vergessen! Plane aktive Erholungseinheiten wie leichtes Yoga oder Spaziergänge ein, um von den intensiveren Trainingseinheiten zu regenerieren.

Mobilitätstraining: Arbeite an deiner Beweglichkeit. Deine Muskeln sind aufnahmebereit und regenerieren schneller.

Teamsport und Wettkämpfe

Deine physische und mentale Verfassung ist top – die perfekte Zeit für Wettkämpfe oder intensive Teamsport-Sessions, bei denen du von deinem gesteigerten Energie- und Motivationslevel und deiner erhöhten Leistungsfähigkeit profitieren kannst.

DAS SAGT DIE WISSENSCHAFT

Umfragen belegen: Frauen fühlen sich in der Follikelphase, verglichen mit anderen Zyklusphasen, nicht nur wohler, sondern auch leistungsfähiger.[57] Diese Ergebnisse werden auch durch Studien widergespiegelt, die die tatsächlich erbrachte Leistung messen. Was das genau bedeutet, will ich dir anhand einer interessanten Forschungsarbeit zeigen:

Eine Schlüsselstudie aus dem Jahr 1995 untersuchte den Einfluss des Zyklus auf das Krafttraining.[58] Zwei Gruppen von Frauen trainierten unterschiedlich: Eine Gruppe folgte einem gleichbleibenden Trainingsplan mit regelmäßigem Krafttraining alle drei Tage über den gesamten Zyklus. Die andere Gruppe passte das Training ihrem Zyklus an: Während der ersten Zyklusphase absolvierten die Frauen jeden zweiten Tag ein intensives Krafttraining und während der Lutealphase trainierten sie nur einmal pro Woche. Insgesamt führten beide Gruppen also gleich viele Trainingseinheiten durch.

Das Ergebnis? Die Gruppe, die follikelphasenbetont trainierte, erzielte einen beeindruckenden Kraftzuwachs von 32 Prozent gegenüber 13 Prozent der anderen Gruppe. Das ist demnach ein klarer Hinweis darauf, dass die Anpassung des Trainings an den weiblichen Zyklus einen signifikanten Vorteil für den Kraftaufbau bieten kann.

Insgesamt spricht die aktuelle wissenschaftliche Lage also tatsächlich dafür, dass wir in der Follikelphase leistungsfähiger sind und wir bessere Trainingserfolge verzeichnen, verglichen mit der zweiten Zyklusphase.

So ernährst du dich richtig

Um in dieser Zyklusphase bestens für intensive Trainingseinheiten versorgt zu sein, darf die richtige Ernährung nicht zu kurz kommen. Hier ein paar einfache Tipps:

Makronährstoffe – decke deinen Energiebedarf für sportliche Erfolge

Follikelphasenbetontes Training (also häufigeres und härteres Training) erfordert mehr Energie, weshalb es entscheidend ist, dass du diesen Mehrbedarf durch die richtige Ernährung entsprechend deckst. Dies verhindert nicht nur Leistungseinbußen, sondern schützt auch vor Zyklusstörungen wie dem Ausbleiben der Periode.

Makronährstoffe, die Hauptenergielieferanten unseres Körpers, spielen hierbei eine zentrale Rolle. Sie umfassen Kohlenhydrate, Proteine und Fette, die alle wichtig sind, um deinen Körper mit der nötigen Energie und den Bausteinen für die Reparatur und den Aufbau von Gewebe zu versorgen. Hier ein kleiner Überblick über die drei Makronährstoffe:

- **Kohlenhydrate** sind der Hauptenergielieferant für dein Training. Sie sollten vor und nach dem Training konsumiert werden, um die Glykogenspeicher aufzufüllen und die Erholung zu fördern. Gute Quellen sind Getreideprodukte, Gemüse, Obst und Hülsenfrüchte.
- **Proteine** sind entscheidend für die Reparatur und den Aufbau von Muskelgewebe. Eine ausreichende Proteinzufuhr ist besonders nach dem Training wichtig, um die Muskelregeneration zu unterstützen. Hochwertige Proteinquellen umfassen neben magerem Fleisch, Fisch, Eiern und Milchprodukten pflanzliche Alternativen wie Hülsenfrüchte, Nüsse und Samen.

- **Fette** sollten nicht vernachlässigt werden, da sie für die langfristige Energieversorgung wichtig sind, besonders bei längeren Trainingseinheiten. Sie unterstützen zudem die Aufnahme fettlöslicher Vitamine (A, D, E, K) und die Produktion von Hormonen. Wähle hier (mehrfach) ungesättigte Fette aus Quellen wie Avocados, Nüssen, Samen und fettem Fisch.

Vitamin A und Zink – Vitalstoff-Duo für die Fruchtbarkeit

Neben den zahlreichen wertvollen Aufgaben von Vitamin A, wie der Erhaltung der normalen Sehkraft, des Immunsystems oder der Haut, unterstützt es den Aufbau der Gebärmutterschleimhaut, indem es Einfluss auf die Bildung von Östrogen nimmt. Der Referenzwert für die tägliche Zufuhr liegt für Frauen bei 700 Mikrogramm. Die tägliche empfohlene Zufuhr bei pflanzlicher Ernährung kann man bspw. mit 150 Gramm gegarten Karotten, 150 Gramm gegartem Kürbis und 12 Gramm Rapsöl erreichen. Um die Vorstufe des Vitamin A, Carotinoide, optimal zu verwerten, sollten zum Beispiel Karotten immer zusammen mit etwas Fett gegessen werden.

Zink unterstützt die Funktion der Eierstöcke. Es wurde festgestellt, dass ein Zinkmangel zu einer Unterfunktion der Eierstöcke führen kann. Laut der Europäischen Behörde für Lebensmittelsicherheit (EFSA, 2014) unterstützt Zink unter anderem eine normale Fruchtbarkeit und eine normale Reproduktion. Die durchschnittlich empfohlene Zinkzufuhr für Frauen liegt bei etwa 7–10 Milligramm Zink pro Tag. Gute Zinkquellen sind zum Beispiel Hülsenfrüchte wie rote Linsen, Nüsse und Samen (besonders zinkreich sind Kürbiskern, Cashews und Leinsamen) sowie Vollkornprodukte, Fleisch und Fisch. Du erreichst beispielsweise deinen täglichen Zinkbedarf durch eine Portion Linsen-Dal und einem Glas Kefir.

PERFEKT ABGESTIMMT: TRAINING UND ERNÄHRUNG IN DER FOLLIKELPHASE

- **Du kannst härter trainieren:** Da die Follikelphase in der Regel von einem höheren Energielevel gekennzeichnet ist und dir der hohe Östrogenspiegel super in die Karten spielt, spricht auf biologischer Ebene alles für ein schweißtreibendes Training.
- **Die perfekte Zeit für Krafttraining:** Aufgrund der anabolen Wirkung von Östrogen ist nicht nur die Voraussetzung für den Muskelaufbau perfekt, du kannst in dieser Phase auch deine höchsten Kraftwerte erreichen.
- **Du kannst öfter trainieren:** Das Östrogen sorgt dafür, dass deine Muskulatur schneller generiert. Das ist super, um mehr Trainingseinheiten in kürzerer Zeit zu integrieren.
- **Energiebedarf decken:** Um dich für deine schweißtreibenden Trainingseinheiten rundum zu versorgen, denke daran, ausreichend Kohlenhydrate und Proteine zu dir zu nehmen.
- **Reminder:** Grundsätzlich gilt auch hier: Hör auf dein Körpergefühl! Nicht nur die hormonellen Schwankungen deines Zyklus wirken sich auf dein Befinden und deine Leistungsfähigkeit aus, sondern viele weitere Faktoren wie dein Schlafverhalten, psychische Belastungen und, und, und ...

Ovulationsphase: Das Energiehoch?

Der Östrogenspiegel hat seinen Höhepunkt nun erreicht und gibt der Hypophyse ein deutliches Signal: Mehr LH, bitte! Sowohl auf körperlicher als auch psychischer Ebene geht es jetzt steil nach oben.

Was viele nicht wissen: Nicht nur der Östrogenspiegel erreicht seinen Höhepunkt, auch das Testosteron steigt um den Eisprung herum und erreicht ebenso seine höchste Konzentration. Das ist besonders interessant, wenn wir uns später den Trainingsempfehlungen widmen. Dank Östrogen und Testosteron sind wir nicht nur topmotiviert und strotzen vor Energie, sondern fühlen uns in dieser Phase auch noch richtig gut in unserer Haut. Unsere Haare glänzen, die Haut ist straff, wir fühlen uns selbstbewusster und wir strahlen eine besondere Attraktivität aus.

Motivationsloch & Stimmungstief?

Doch es gibt auch wie immer die Kehrseite der Medaille: Denn während des Eisprungs berichten einige Frauen auch von nicht ganz so angenehmen Symptomen. Manche von uns kennen vielleicht das Ziehen in der linken oder rechten Seite im Unterbauch, den sogenannten Mittelschmerz. Dieses Ziehen sollte allerdings keine »Schmerzen« verursachen. Es kann mit der zunehmenden Spannung aufgrund des wachsenden Follikels im Eierstock zusammenhängen. Einige Frauen bemerken auch, dass die Brust ein wenig empfindlicher ist als sonst. Und ja, manchmal spielt auch unsere Laune verrückt, besonders wenn der Östrogenspiegel dann plötzlich fällt.

So trainierst du richtig

Wie du dir vermutlich schon denken kannst, bereichert hier der hohe Östrogenspiegel unser Training wieder einmal in vielerlei Hinsicht. Zum einen auf dem Motivations- und Energielevel, zum anderen durch seine anabole Wirkung. Darüber hinaus könnte der gleichzeitige Anstieg des Testosteronspiegels zur Verbesserung unserer sportlichen Leistung beitragen. In dieser Phase könnten wir also eine optimale Trainingsleistung und eine effiziente Muskelregeneration erwarten.

In meinen Coachings erlebe ich jedoch immer öfter, dass sich Frauen in ihrer Eisprungphase häufiger abgeschlagen und alles andere als leistungsfähig fühlen. Auch das ist gut möglich, besonders dann, wenn du dich in der Zeit zuvor möglicherweise zu wenig um deine Regeneration gekümmert hast. Der Eisprung ist ein energieintensiver Prozess und findet nur statt, wenn sich dein Körper in Sicherheit fühlt. Es könnte somit sein, dass er den Eisprung lieber etwas hinauszögert. Somit wäre es in diesem Zyklus für dich nicht besonders sinnvoll, dich während der Zeit um deinen Eisprung auszupowern.

Um in der Ovulationsphase das Beste aus deinem Training herauszuholen und gleichzeitig dein Verletzungsrisiko zu minimieren, empfehle ich folgende Anpassungen:

Intensität und Volumen anpassen

Nutze die Tage um den Eisprung, um intensivere Einheiten zu planen, wie Krafttraining mit schweren Gewichten oder HIIT-Einheiten. Dein Körper ist hormonell bedingt leistungsfähiger. Besonders unsere Muskeln profitieren von dem hohen Östrogen- und Testosteronspiegel. Achte trotzdem darauf, ihn nicht zu überlasten und dir ausreichend Regenerationszeit zu gönnen.

Einbeziehung von Verletzungspräventionsübungen
Integriere spezifische Übungen zur Verletzungsprävention, wie sie beispielsweise im FIFA 11+ Programm für Frauen beschrieben sind. Diese Übungen zielen darauf ab, muskuläre Dysbalancen auszugleichen und die Stabilität der Gelenke zu verbessern.

Achtsamkeit und Körperwahrnehmung
Höre auf die Signale deines Körpers. Fühlst du dich abgeschlagen oder bemerkst erste Anzeichen von Übertraining, reduziere die Intensität oder gönne dir zusätzliche Ruhetage.

DAS SAGT DIE WISSENSCHAFT

Zwar profitiert unsere sportliche Leistungsfähigkeit, besonders unsere Muskeln, von dem hohen Östrogen- und Testosteronspiegel während der Ovulation, allerdings ist hier beim Training besondere Vorsicht geboten!
Denn die Forschung hat gezeigt, dass das Verletzungsrisiko um den Eisprung herum am höchsten zu sein scheint, besonders für das vordere Kreuzband.[59] Woran das genau liegt, wird noch diskutiert. Vermutet wird, dass das Östrogen, welches unsere Bänder laxer werden lässt, dafür verantwortlich ist.
Außerdem könnten auch psychische Faktoren eine Rolle spielen, da wir in dieser Phase besonders risikofreudig und fast schon ein wenig übermotiviert agieren.

So ernährst du dich richtig

Es gibt keinerlei Nachweise darüber, welche Nahrungsmittel während des Eisprungs ganz besonders unterstützend sind. Lediglich ein Mangel an Energie und verschiedenen Nährstoffen kann die Fruchtbarkeit einschränken. Deshalb gib deinem Körper genügend Energie durch gesunde und frische Lebensmittel, komplexe Kohlenhydrate, ausreichend (pflanzliche) Proteine, gesunde Fette und Vitamine. Ich will dir an dieser Stelle zwei wichtige Mikronährstoffe vorstellen, welche im Hinblick auf unsere Fruchtbarkeit eine besondere Rolle spielen.

Folat – eine wahre Fruchtbarkeitsgöttin

Folat, ein Mitglied der Vitamin-B-Familie, ist bedeutend für unsere Gesundheit und Fruchtbarkeit. Es hilft bei der Zellteilung und unterstützt die Produktion von DNA, den Bausteinen unserer Zellen. Für Frauen, die schwanger werden möchten, ist Folat besonders wichtig. Es kann die Chancen auf eine erfolgreiche Schwangerschaft erhöhen und unterstützt einen regelmäßigen Eisprung.

Folat ist glücklicherweise in einer Vielzahl von Lebensmitteln enthalten, was es uns leicht macht, unsere tägliche Dosis zu erreichen. Zu den besten Quellen gehören beispielsweise Weizenkeime, Sojabohnen, grünes Blattgemüse wie Spinat und Salat, Bohnen, Tomaten, Roggenvollkornmehl, Milchprodukte, Hülsenfrüchte, Nüsse, Eier und Kartoffeln.

Vitamin D – der Alleskönner

Vitamin D ist wahrlich ein Alleskönner in Sachen Gesundheit und spielt eine Schlüsselrolle für unser Wohlbefinden. Es sorgt nicht nur für starke und gesunde Knochen, sondern stärkt auch unser Immunsystem und hängt tatsächlich mit einer höheren Fruchtbarkeit zusammen.

Für alle Frauen mit Kinderwunsch ist ein »normaler« Vitamin-D-Spiegel essenziell. Es gibt Hinweise darauf, dass Vitamin D positiv auf die Eierstöcke und die Hormonproduktion wirkt, was für den Eisprung von entscheidender Bedeutung ist. Ein Mangel an Vitamin D kann hingegen mit verschiedenen Fruchtbarkeitsproblemen in Verbindung gebracht werden und das Risiko für Komplikationen während der Schwangerschaft erhöhen.

Empfohlen wird eine tägliche Zufuhr von 20 Mikrogramm (800 IU) Vitamin D für Erwachsene, wenn keine Eigensynthese durch Sonnenlicht stattfindet, wie zum Beispiel in den Wintermonaten. Aber Achtung: Mehr ist nicht immer besser, denn eine Überdosis könnte uns echt Probleme bereiten. Zuvor solltest du also besser deinen Vitamin-D-Spiegel checken lassen und die Dosierung mit deinem Arzt oder deiner Ärztin besprechen.

PERFEKT ABGESTIMMT: TRAINING UND ERNÄHRUNG IN DER OVULATIONSPHASE

- **Lade die Gewichte auf**: Du möchtest mehr Muskeln und Kraft aufbauen? Dann ist nun die perfekte Zeit im Zyklus dafür. Achtung, Verletzungsgefahr: Da um die Ovulationsphase das Risiko für Verletzungen höher ist, achte auf ein ausgiebiges Warm-up und übe dich nicht an neuen komplexen Übungen.
- **Gesund, nährstoffreich und ausgewogen:** Wenn du auf eine ausreichende Energiezufuhr durch gesunde und nährstoffreiche Lebensmittel achtest, dann bist du rund um die Ovulation bestens versorgt.

Lutealphase – Zeit, um einen Gang runterzuschalten?

Die Reise durch den Zyklus nähert sich langsam dem Ende. Wir begeben uns nun in die zweite Zyklusphase. Doch jetzt wird es noch mal richtig spannend, denn hier passiert so einiges auf körperlicher Ebene. Der steile Abfall der Hormone kann für ein kleines Chaos in unserem Körper sorgen. Nicht ohne Grund nehmen Frauen in dieser Zeit erstaunlich viele Symptome wahr – ob körperlicher oder emotionaler Natur: Stimmungsschwankungen, erhöhte Reizbarkeit, Heißhungerattacken, Konzentrationsschwierigkeiten, depressiven Verstimmungen, Kopfschmerzen, Magen-Darm-Beschwerden, Wassereinlagerungen und viele weitere, die auch als prämenstruelle Symptome bekannt sind.

»Bekommst du etwa wieder deine Tage?«

Das prämenstruelle Syndrom ist definitiv nicht ausgedacht, sondern eine natürliche Reaktion des Körpers auf den steilen Hormonabfall. ABER es sollte nicht zu stark sein und deinen Alltag bestimmen. Wenn das der Fall sein sollte, dann liegt hier höchstwahrscheinlich ein hormonelles Ungleichgewicht vor.

Warum sich dein Körper jetzt nach Entspannung sehnt

Es ist ganz normal, dass du in dieser Zyklusphase ein gewisses Bedürfnis nach Ruhe, Erholung und Rückzug verspürst. Dafür ist das Progesteron verantwortlich, denn dein Körper simuliert gewissermaßen eine Schwangerschaft. Auch wenn sich keine befruchtete Eizelle eingenistet hat, bereitet sich der Körper darauf vor.

Du hast das Gefühl, kurz vor deiner Periode wird dein Schlaf eher schlechter? Auch das ist möglich, denn wie du weißt, sinkt das Progesteron zum Zyklusende rapide. Allerdings berichten hauptsächlich PMS-Betroffene von zyklusbedingten Schlafstörungen. Ein echter Teufelskreis, denn wenig und schlechter Schlaf trägt wiederum zur Verstärkung von PMS-Symptomen bei.

Warum uns schnell alles zu viel wird

Tatsächlich kann es sein, dass du dich in der Lutealphase schneller gestresst fühlst und dir alles zu viel wird, obwohl dir vor ein paar Tagen noch alles ganz »easy« vorkam. Gestern dachtest du noch, die bevorstehende Prüfung rockst du mit links, doch heute sieht die Welt wieder ganz anders aus? Woher dieser Gefühlsumschwung so plötzlich kommt? Zum einen spielen die hormonellen Schwankungen mit deinem Stresslevel und zum anderen interagieren Progesteron und das Stresshormon Cortisol auf komplexe Weise miteinander.

PROGESTERON UND CORTISOL IM WETTSTREIT

Stell dir vor, dein Körper ist wie ein Theater, in dem Hormone die Hauptrollen spielen. Zwei dieser Hauptdarsteller sind Progesteron, das unter anderem für die Fruchtbarkeit wichtig ist, und Cortisol, unser Stresshormon. Wenn alles ruhig ist, spielt Progesteron seine Rolle auf der Bühne des Körpers ohne Probleme. Aber wenn Stress ins Spiel kommt, ändert sich die Szene.

Bei Stress produziert dein Körper Adrenalin und Cortisol, um dich auf die Herausforderung vorzubereiten – das ist wie ein Alarmzustand, der dich wachsam und bereit macht. Forscherinnen haben entdeckt, wenn Cortisol auf der Bühne erscheint, nimmt es so viel Platz ein, dass für Progesteron kaum noch Raum bleibt. Die »Sitzplätze« (oder in der Wissenschaft: die Rezeptoren), die normalerweise für Progesteron reserviert sind, werden von Cortisol besetzt. Dadurch kann Progesteron seine Aufgaben nicht mehr richtig erfüllen.

Interessant ist auch, dass bei anhaltendem Stress der Körper sogar beginnt, Progesteron in Cortisol umzuwandeln, um den Stress zu bewältigen. Der Körper priorisiert Cortisol, weil es in stressigen Situationen ums Überleben geht – ein Mechanismus, der uns schon seit Urzeiten begleitet. Was bedeutet das für uns?

Kurz gesagt: Zu viel Stress ist nicht gut. Wenn der Körper dauerhaft im Alarmzustand ist, erschöpfen sich die Ressourcen. Irgendwann kann der Körper kein Cortisol mehr produzieren, was zu einem Burn-out und weiteren Erkrankungen führen kann. Daher ist es wichtig, Stress zu managen und nicht zuzulassen, dass er überhandnimmt.

»Ich will Schokolade« – Was dein Körper dir eigentlich sagen möchte

Der plötzliche Drang nach Schokolade oder sonstigen ungesunden Verführungen – kommt dir das bekannt vor? Diese Gelüste sind in der prämenstruellen Phase kein Zufall.[60] So geht es einigen Frauen, denn dein

Motor läuft nun auf Hochtouren und du verbrauchst mehr Energie als in der ersten Zyklusphase. Erstaunlicherweise hast du in dieser Zeit einen täglichen Mehrbedarf von etwa 200 Kalorien, da dein Stoffwechsel in der Lutealphase um bis zu 10 Prozent ansteigt.[61] Das erklärt also so einiges! Denn wenn du den Mehrbedarf an Energie ignorierst, so schreit dein Körper, spätestens kurz vor der Periode, nach Nachschub.

Außerdem schwankt unser Blutzuckerspiegel in dieser Phase verstärkt, der uns nicht nur von einem Energiehoch ins nächste Tief katapultiert, sondern ebenso für Heißhungerattacken verantwortlich ist. Der Körper sucht rasch nach schnell verfügbarer Energie – wie in Süßigkeiten –, um den Körper aus dem Energietief zu ziehen, was in einem Teufelskreis enden kann.

Der Körper bevorzugt nun Fett

Das ist eine Veränderung deines Körpers, die du womöglich nicht so stark spürst, aber dennoch wichtig zu verstehen ist, um Zusammenhänge mit unserer Leistung besser nachvollziehen zu können. In der Lutealphase verändert sich nämlich nicht nur dein Stoffwechsel – sondern auch die Quelle, woraus dein Körper Energie zieht. Es ist sozusagen wie der Wechsel von Benzin zu Diesel bei Autos. Durch den Anstieg von Progesteron und eine leichte Reduzierung von Östrogen neigt der Körper dazu, mehr auf Fettverbrennung umzuschalten.[62] Das bedeutet, er zieht Energie vermehrt aus Fettreserven statt aus dem verfügbaren Zucker im Blut oder den gespeicherten Kohlenhydraten. Das könnte auch ein Indiz dafür sein, dass wir bei sportlichen Belastungen, die kurz andauern und sehr intensiv sind, wie beim Krafttraining mit schweren Gewichten, in der Lutealphase schlechter abschneiden können, verglichen mit der Follikelphase. Denn genau für diese Belastungen ist die Fähigkeit unseres Körpers, aus den gespeicherten Kohlenhydraten Energie zu ziehen, besonders essenziell.

Warum wir jetzt anfälliger für Infektionen sind

Nach dem Eisprung schaltet unser Immunsystem einen Gang herunter.[63] Diese Drosselung ist kein Fehler im System, sondern pure Absicht. Sie dient dazu, die Eintrittspforte für die Spermien, den Gebärmutterhals, sozusagen »offen und sicher« zu halten. Damit wird verhindert, dass die natürlichen Abwehrkräfte unseres Körpers die kleinen Schwimmer als Eindringlinge betrachten und angreifen. Während dieser Phase der Gastfreundlichkeit kann unser Körper gegenüber Krankheitserregern etwas nachlässiger sein. Bakterien, Viren und andere ungeliebte Gäste finden einen leichteren Zugang und die übliche schlagkräftige Immunabwehr fällt schwächer aus, was uns für Infektionen anfälliger werden lässt. Ein genialer Plan für die Fortpflanzung, aber ein kleiner Wermutstropfen für unsere Abwehrkräfte.

Hab ich zugenommen?

Geht es dir wie mir und du fühlst dich in den Tagen kurz vor deiner Periode irgendwie aufgeschwommen und hast das Gefühl, besonders an Oberschenkel, Hüfte und Po zugelegt zu haben? Obwohl du dich einen Tag zuvor noch wohl in deiner Haut gefühlt hast? Auch das ist keine Einbildung. Ich habe festgestellt, dass ich in diesen Tagen bis zu zwei Kilo mehr wiege. Schuld daran ist nicht das Essverhalten, sondern die durch die hohen Progesteron- und Östrogenspiegel verursachten Wassereinlagerungen. Die beiden Hormone regulieren den Flüssigkeitshaushalt und interagieren mit weiteren Hormonen (wie dem Vasopressin), was dafür sorgt, dass Wasser zurückgehalten und das Plasmavolumen reduziert wird. Zusätzlich wird das Körpergefühl durch die Lockerung des Gewebes beeinträchtigt. Besonders betroffen ist hierbei der Beckenboden.

Um dem entgegenzuwirken, können Kompressionsstrümpfe helfen, aber auch entwässernde Lebensmittel wie Grün- oder Ingwertee, Brennessel, eine erhöhte Flüssigkeitszufuhr und die Reduktion von salzhaltigen Lebensmitteln.

Warum du jetzt leichter ins Schwitzen gerätst

Ist dir schon mal aufgefallen, dass du in dieser Zyklusphase beim Training später, aber dafür stärker schwitzt? Wie du bereits weißt, steigt während der Lutealphase die Körpertemperatur leicht an. Dieser Anstieg bedeutet, dass dein Körper eine höhere Schwelle erreichen muss, bevor die Schweißproduktion beginnt, weil deine Ausgangstemperatur bereits erhöht ist. Das ist der Grund, warum das Schwitzen später einsetzt.

Sobald du jedoch diese Schwelle überschreitest und zu schwitzen beginnst, geschieht dies oft schneller und stärker. Das liegt daran, dass dein Körper versucht, die erhöhte Körpertemperatur effektiv zu senken. Infolgedessen kann die Schweißproduktion überschießend reagieren, was zu einer intensiveren Schwitzeffizienz führt.

Warum sich Hitze heißer anfühlt

Die erhöhte Körperkerntemperatur sorgt nicht nur dafür, dass wir stärker schwitzen, sondern auch, dass wir empfindlicher auf Außenhitze reagieren. Aber warum fühlt sich Hitze jetzt wie ein Saunagang an? Zum einen ist da wieder das Blutvolumen: In dieser Phase sinkt es leicht ab. Wenn weniger Blut durch deine Adern fließt, wird die Wärmeabgabe über die Haut erschwert – ähnlich wie bei einem Kühlkreislauf, der weniger Kühlflüssigkeit hat. Dein Körper muss härter arbeiten, um sich abzukühlen, und das spürst du.

Es fällt uns schwerer, Muskulatur aufzubauen

Mit dem Anstieg der weiblichen Geschlechtshormone (besonders des Progesterons) steigt die Herausforderung für den Muskelaufbau. Denn diese haben einen erheblichen Einfluss auf die Erneuerung von Muskelzellen und die Proteinsynthese. Progesteron wird eine katabole, also muskelabbauende Wirkung zugeschrieben. Das ist so, als würde dein Körper den Baustoff für deine Muskeln lieber anderweitig verwenden – was nicht unbedingt förderlich ist, wenn du gerade versuchst, stärker zu werden. Deshalb benötigen wir außerdem eine etwas längere Erholungszeit nach einer Trainingseinheit, um dem Körper genügend Zeit für seine Reparaturarbeiten zu geben.

DARUM FÜHLT SICH DAS TRAINING IN DER LUTEALPHASE HÄRTER AN

1. Reduziertes Plasmavolumen und Blutvolumen
Das Blutplasma ist die flüssige Komponente deines Blutes, die unter anderem Wasser, Salze und Proteine enthält. Während der Lutealphase kann das Volumen des Plasmas um etwa 8 Prozent

abnehmen. Warum? Der Hauptgrund ist die Veränderung im Hormonhaushalt, insbesondere durch das Hormon Progesteron, welches eine leichte diuretische Wirkung haben kann – das bedeutet, es fördert die Ausscheidung von Flüssigkeit aus dem Körper. Das Gleiche gilt für das Blutvolumen, also die Gesamtmenge an Blut im Kreislaufsystem. Weniger Blutvolumen bedeutet, dass dein Herz mehr arbeiten muss, um Sauerstoff und Nährstoffe zu den Muskeln zu transportieren.

2. Senkung des Herzzeitvolumens
Das Herzzeitvolumen beschreibt die Menge an Blut, die dein Herz pro Minute pumpt. Wenn das Plasmavolumen sinkt, verringert sich oft auch das Herzzeitvolumen, da das Herz schlichtweg weniger »Material« zu pumpen hat. Das kann dazu führen, dass du dich schneller erschöpft fühlst, da dein Körper härter arbeiten muss, um ausreichend Sauerstoff zu deinen Muskeln zu bekommen.

3. Senkung des Blutdrucks
Ein geringeres Blutvolumen kann auch den Blutdruck leicht absenken. Ein niedrigerer Blutdruck bedeutet, dass das Blut nicht ganz so effizient durch deinen Körper gepumpt wird. Das kann sich auf deine Leistung auswirken, weil deine Muskeln nicht so schnell mit Blut versorgt werden können, das sie benötigen, um optimal zu funktionieren.

So trainierst du richtig

Es ist wirklich faszinierend, wie sehr sich unser Körper doch wandelt innerhalb eines Zyklus. Wenn wir die hormonellen Schwankungen und ihre physischen sowie emotionalen Auswirkungen betrachten, scheint es zunächst, als wären dies nicht gerade die idealen Bedingungen für sportliche Höchstleistungen. Unser Körper befindet sich in der Lutealphase in einer Art »Schwangerschaftsmodus«, wobei die Fortpflanzung im Vordergrund steht und vermutlich nicht unbedingt das Erreichen sportlicher Spitzenleistungen.

Wenn auch du das Gefühl hast, das Training fühlt sich in den Tagen vor der Periode anstrengender an, dann ist das, wie du nun festgestellt hast, jedenfalls keine faule Ausrede. Aber jetzt zur guten Nachricht: Natürlich sind auch Sport sowie Leistungserfolge in dieser Phase des Zyklus möglich. Es gilt lediglich, ein paar Aspekte zu beachten, um das Training angenehm und effektiv zu gestalten. Ausgehend von den körperlichen Veränderungen lassen sich nützliche Trainingsstrategien ableiten, die dir helfen, dich auch während dieser Zeit fit und stark zu fühlen:

Anpassungen im Krafttraining: Qualität über Quantität

Intensität regulieren: Da du in der Lutealphase möglicherweise etwas weniger Energie als sonst hast und anfälliger für Stress bist, kannst du die Intensität deines Krafttrainings etwas runterschrauben und den Fokus auf die Ausführung legen. Außerdem trägt die Verbindung aus hohem Östrogen und Progesteron zu einer Gewebslockerung bei, weshalb Expertinnen zum Schutz des Beckenbodens empfehlen, in dieser Zyklusphase besser nicht die maximale Gewichtsbelastung für bestimmte Bewegungen auszuwählen.

Erholung priorisieren: Dein Körper braucht jetzt mehr Zeit zur Regeneration. Plane also längere Pausen zwischen den einzelnen Sets und Trainingseinheiten ein und achte auf Zeichen von Übertraining.

Ausdauertraining: Nutze den Stoffwechselvorteil

Längere, moderate Einheiten: Die zweite Zyklusphase eignet sich aufgrund der veränderten Stoffwechsellage hervorragend für Ausdauertraining. Da dein Körper nun Fett als primäre Energiequelle nutzt, kann das Vorteile für längere Trainingseinheiten mit moderater Intensität begünstigen. Übrigens: Forschungen zeigen, dass sich moderates Ausdauertraining positiv auf das Stresslevel auswirkt und Endorphine freisetzt, was ein weiterer wertvoller Effekt ist – besonders bei prämenstruellen Stimmungsschwankungen.

Vorsicht beim Hitzetraining

Timing beachten: Führe Hitzetrainings bevorzugt zu Tageszeiten durch, an denen es kühler ist, um der erhöhten Körperkerntemperatur entgegenzuwirken. Das heißt, dass du beispielsweise dein Lauftraining auf den frühen Morgen legst, anstatt bei praller Sonne joggen zu gehen.

Hydratation und Elektrolyte: Achte besonders auf die Zufuhr von Flüssigkeiten und Elektrolyten vor, während und auch nach dem Training. Wenn du schwitzt, verlierst du nicht nur Wasser, sondern auch wichtige Salze, vor allem Natrium. Da dein Körper in dieser Phase dazu neigt, schneller und intensiver zu schwitzen, führt das zu einem höheren Natriumverlust. Das ist besonders wichtig, weil Natrium entscheidend für das Gleichgewicht der Körperflüssigkeiten ist. Ein hoher Verlust an Natrium kann das Risiko für Hitzestress und Hyponatriämie – einen gefährlich niedrigen Natriumspiegel im Blut – steigern, und das besonders wenn du bei Hitze trainierst oder dich körperlich anstrengst.

Flexibilität im Trainingsplan: Sei bereit, deinen Trainingsplan zu modifizieren, wenn du merkst, dass dein Körper anders reagiert als erwartet. Es ist wichtig, auf die Signale deines Körpers zu hören. Wenn du dich nicht danach fühlst, dann plane unbedingt eine Entlastungsphase oder ein paar Erholungstage ein. Dein Körper wird es dir danken.

DAS SAGT DIE WISSENSCHAFT

Untersuchungen belegen, dass die wahrgenommene Leistungsfähigkeit und das Wohlbefinden in der Lutealphase sinkt,[64] doch die tatsächliche Leistung scheint je nach Sportart und motorischer Fähigkeit zu variieren. Das wollen wir uns einmal genauer anschauen:

Ausdauer- & Krafttraining: Einige Ergebnisse sprechen dafür, dass sowohl der Muskelaufbau als auch der Kraftzuwachs in der Lutealphase, verglichen mit der Follikelphase, geringer ist. Zur Ausdauerleistung gibt es dahingegen deutlich weniger (aussagekräftige) Studien. Eine Untersuchung aus dem Jahr 2017 mit Fußballspielerinnen konnte zeigen, dass die Ausdauerleistung in der (mittleren) Lutealphase am schlechtesten war.[65] Allerdings veränderte sich die Sprint- und Sprungleistung der Spielerinnen im Zyklusverlauf nicht. Insgesamt scheinen Schlüsselelemente der Ausdauer (wie die Laktatschwelle und die maximale Sauerstoffaufnahmekapazität) von den hormonellen Schwankungen unberührt zu bleiben.

Hitzetraining: Es gibt klare Hinweise darauf, dass die Leistung unter Hitze in der Lutealphase abnimmt, da das Herz stärker arbeiten muss, was zu einer schnelleren Erschöpfung führt.[66] Die erhöhte Körperkerntemperatur und das verringerte Blutplasma erfordern außerdem mehr Anstrengung zur Kühlung und Versorgung der Muskeln.

Koordination: Die Koordinationsfähigkeit, also das fein abgestimmte Zusammenspiel unserer Sinnesorgane, unseres Nervensystems und unserer Muskulatur, entscheidend für Bewegungsökonomie und Präzision, lässt in der prämenstruellen Phase etwas nach.[67] Das gilt allerdings vorwiegend für Frauen mit PMS. Frauen mit PMS weisen nämlich eine höhere Schwelle für die Wahrnehmung von Bewegungen auf. PMS beeinträchtigt zudem die neuromuskuläre Koordination, was zu schlechterer Haltungskontrolle, Gleichgewichtsfähigkeit, Feinmotorik und somit auch zu einem erhöhten Verletzungsrisiko führt.[68]

Mentale Leistungsfähigkeit: Forschungen zeigen, dass ein Anstieg des Progesterons mit Aggressivität, Reizbarkeit und Müdigkeit einhergeht – Emotionen, die sich unmittelbar auf die Trainingsperformance auswirken können. Besonders in der Menstruations- und Lutealphase kann sich die mentale Verfassung von Sportlerinnen ändern, geprägt von erhöhter Anspannung, Angst und Erschöpfung, wobei hier ebenfalls besonders Frauen mit PMS betroffen sind. Außerdem wurde erkannt, dass sich sowohl unsere Wettkampfbereitschaft als auch unsere Entscheidungsfähigkeit im Zyklusverlauf verändert.[69]

So ernährst du dich richtig

Damit du auch in der Lutealphase deine sportliche Leistungsfähigkeit aufrecherhalten kannst und du dich rundum wohlfühlst, leistet die passende Ernährung einen entscheidenden Beitrag. Um dir zu helfen, diese Phase besser zu meistern, habe ich dir eine Liste bewährter Ernährungstipps zusammengestellt.

Makronährstoffe: Erhöhe deine Kalorienzufuhr

Da dein Grundumsatz nun höher ist und du täglich etwa 200 Kalorien mehr verbrauchst, solltest du den erhöhten Energiebedarf unbedingt decken, um Heißhungerattacken und besonders Leistungseinbußen zu vermeiden. Das schaffst du schon, indem du einen Zwischensnack wie Reiswaffeln, Studentenfutter, ein Stück Bananenbrot oder einen selbst gemachten Smoothie zwischen deinen Mahlzeiten integrierst. Du kannst dir aber auch eine extra große Portion deiner Hauptmahlzeiten gönnen. Letztendlich machst du das meist schon intuitiv richtig, da dein Gehirn registriert, dass dein Appetit gesteigert ist. Wichtig ist nur, dass du nicht an einem strikten »1.500 Kalorien am Tag«-Fahrplan festhältst, wie es viele Fitness-Influencerinnen leider oftmals vormachen. Denn damit tust du dir definitiv keinen Gefallen. Zusätzlich ist eine höhere Zufuhr an Proteinen wichtig, um der erhöhten »Proteinoxidation« durch das Progesteron entgegenzuwirken und die Muskeln ausreichend zu versorgen.

Regelmäßig (kleine) Mahlzeiten

Um Blutzuckerschwankungen zu vermeiden – für die wir in der prämenstruellen Zeit besonders anfällig sind –, empfiehlt es sich, über den Tag verteilt mehrere kleinere Mahlzeiten zu sich zu nehmen, anstatt beispielsweise nur morgens und abends sich den Teller vollzupacken. Achte dabei auf eine ausgewogene Kombination aus komplexen Kohlenhydraten wie Vollkornprodukte, hochwertige Proteine wie in Hülsenfrüchten oder Eiern und gesunden Fetten wie in Nüssen. Das sorgt zusätzlich für ein längeres Sättigungsgefühl und eine stabile Energieversorgung.

Erhöhte Flüssigkeitszufuhr und Elektrolyte

Wie du schon weißt, steigt ab dem Eisprung dein Flüssigkeitsbedarf. Ausreichend Wasser (etwa 2–3 Liter) und Elektrolyte helfen dir außerdem, PMS-Beschwerden wie Kopfschmerzen und Krämpfe zu reduzieren.

Du kannst dir zum Beispiel ein isotonisches »Pre-Load-Sportgetränk« vor dem Training selbst zubereiten. Wenn du im Leistungssport unterwegs bist und es exakt dosieren möchtest, so rate ich dir, dich an den Empfehlungen von Stacy Sims zu orientieren, die ich auch selbst nutze. Sie empfiehlt 7,7 Gramm Natriumcitrat und 4,5 Gramm Natriumchlorid pro Liter. Während des Trainings draußen (unter Hitze) empfiehlt sie eine große Flasche eines kohlenhydratarmen Hydrierungsgetränks mit maximal 19 Gramm Kohlenhydrate pro 500 Milliliter.

DEIN PERFEKTES PRE-LOAD-SPORTGETRÄNK

Dazu mischst du 500 Milliliter Früchtetee mit einem Teelöffel Honig, einer Prise jodiertem Salz und einem Spritzer Zitrone.

Mein persönliches selbst gemachtes Lieblingssportgetränk:
500 Milliliter selbst gemachter Ingwer- oder Kurkumatee, Saft einer halben Orange, etwas Honig und eine Prise Salz.

Besondere Mikronährstoffe: B-Vitamine, Zink, Vitamin E

Den **B-Vitaminen** (insbesondere Vitamin B6) wird eine besonders positive Wirkung hinsichtlich der Regulation von Stimmungsschwankungen und der Hormone (Östrogen und Progesteron) zugeschrieben. Außerdem helfen sie, das Energielevel aufrechtzuerhalten. Für erwachsene Frauen liegt die empfohlene Tagesdosis für Vitamin B6 bei etwa 1,3–1,5 Milligramm pro Tag. Reich an Vitamin B sind Kichererbsen, Sojabohnen, Buchweizen, Haferflocken, Spinat, Tahini sowie Thunfisch, Lachs und Geflügel.

Zink ist bekannt für seine Funktion als Immunbooster, was in dieser Zyklusphase besonders wichtig ist. Zink ist in zahlreichen (vor allem proteinhaltigen Lebensmitteln) zu finden. Gute Zinkquellen sind Nüsse und Samen (vor allem Kürbiskerne), Hülsenfrüchte wie Linsen und Bohnen, Vollkorn- und Milchprodukte sowie Meeresfrüchte und Fleisch.

Vitamin E unterstützt die Umwandlung von »Pregnenolon« zu Progesteron. Pregnenolon ist außerdem das Vorstufenhormon aller Steroidhormone. Um genügend Progesteron zu produzieren, sollte hier also kein Mangel vorliegen. Den Bedarf an Vitamin E deckst du schon über die tägliche Aufnahme von 1 bis 2 Esslöffeln pflanzlicher Öle, wie beispielsweise Olivenöl im Salat oder über dem Ofengemüse.

Reduziere Koffein

Koffein kann die Hormonbalance stören und bei manchen Frauen PMS-Symptome wie Reizbarkeit, innere Unruhe oder Schlafstörungen verstärken. Es kann auch den Blutzuckerspiegel negativ beeinflussen, was zu Heißhunger führt. Praktischer Tipp: Versuche deshalb, zu koffeinfreien Alternativen wie Kakao, koffeinfreiem Kaffee oder Kräutertee zu wechseln.

Verzichte auf entzündungsfördernde Lebensmittel: Alkohol, Zucker, Fleisch & Fast Food
Entzündungsfördernde Lebensmittel können PMS-Beschwerden auslösen und verstärken.[70] Greife stattdessen zu entzündungshemmenden Lebensmitteln wie Lebensmittel, die reich an Omega-3-Fettsäuren sind, wie Lachs, Avocado oder Leinsamen. Stelle deine Snacks auf gesündere Optionen um, wie zum Beispiel dunkle Schokolade (mit ca. 80 Prozent Kakaoanteil), selbst gemachtes Bananenbrot, Datteln, Obst oder Nüsse. Tausche Weißmehlprodukte besser gegen Vollkornprodukte ein.

Lutealphase: Eine Zeit der inneren Stärke

Oft scheint die prämenstruelle Phase als eine Herausforderung im Kontrast zu den energiegeladenen Tagen zuvor. Doch wir dürfen nicht vergessen: Sie ist nicht nur ein unverzichtbarer Teil des eigenen Zyklus, sondern auch eine Phase voller Potenzial. In diesen Tagen öffnet sich ein Raum für Selbstreflexion. Ein Zeitfenster, das uns dazu einlädt, innezuhalten und bewusst zu leben. Es mag stimmen, dass die Energie sich verändert, das Training sich anders anfühlt und der Körper nach anderen Nährstoffen verlangt. Doch genau hierin liegt die Chance, auf einer tieferen Ebene zu wachsen und sich weiterzuentwickeln.

Prämenstruelle Symptome, sofern sie moderat sind, erinnern uns daran, dass es völlig normal und sogar notwendig ist, gelegentlich einen Gang zurückzuschalten, auf unsere innere Stimme zu hören und unseren Bedürfnissen mehr Raum zu geben.

Diese Tage bieten die perfekte Gelegenheit, um bewusste Pausen einzulegen, den Körper zu umsorgen und eine innere Stärke zu entdecken, die in der Fähigkeit liegt, die eigenen Bedürfnisse zu erkennen und zu akzeptieren. Indem wir lernen, mit unserem Körper im Einklang zu leben, legen wir den Grundstein für eine dauerhafte Gesundheit und Ausgeglichenheit.

Diese Phase ist eine Einladung, die eigenen Bedürfnisse und Grenzen klarer zu erkennen und zu respektieren. Stimmungen und Gefühle intensivieren sich vielleicht, aber gerade das ermöglicht es dir, dich selbst besser zu verstehen und zu lernen, was es heißt, im Einklang mit deinem eigenen Rhythmus zu leben.

PERFEKT ABGESTIMMT: TRAINING UND ERNÄHRUNG IN DER LUTEALPHASE

- **Schraub einen Gang runter:** Wenn deine Energie es nicht zulässt oder du von PMS-Beschwerden betroffen bist, dann solltest du die Intensität beim Training rausnehmen und dir mehr Pausen einplanen.
- **Entspanntes Ausdauertraining:** Auch wenn du dich fit fühlst, musst du dich nicht immer auspowern. Du kannst die wenigen Tage vor der Periode auch für etwas lockerere Trainingseinheiten wie Grundlagenausdauertraining nutzen. Schnapp dir

eine Freundin oder einen Freund und geht gemeinsam in einem Tempo joggen, bei dem ihr euch unterhalten könnt. Wenn ihr das mindestens 45 Minuten durchzieht, tut ihr eurem Fettstoffwechsel etwas besonders Gutes. Auch lockere Schwimmeinheiten oder ausgiebige Spaziergänge sind optimal.

- **Rest Day einlegen:** In jedem guten Trainingsplan wird Zeit für Regeneration und Erholung eingeplant. Nutze diese Tage, um deinem Körper die nötige Pause zu gönnen und um für darauffolgende trainingsintensive Einheiten wieder fit zu sein. Forderst du deinen Körper zu stark, können Zyklusbeschwerden und -störungen provoziert werden.
- **Erhöhe deine Kohlenhydrat-, Protein-, und Flüssigkeitszufuhr.**
- **Iss dich gesund satt.**
- **Halte den Blutzuckerspiegel stabil.**
- **Vermeide entzündungsfördernde Lebensmittel.**
- **Reduziere deinen Koffeinkonsum.**

Fazit: Work with your body!

Eines möchte ich abschließend klarstellen: Beim zyklusbasierten Training geht es nicht darum, dass du deinen Trainingsplan strikt nach deinem Zyklus ausrichtest und ausschließlich »in der als ideal geltenden Zeit« aktiv wirst. Ich will dich dazu ermutigen, dass du das eigene Wissen über deinen Zyklus als eine Art Kompass nutzt. Indem wir unsere persönlichen Muster verstehen, können wir uns fragen, wie wir unser Training und unsere Ernährung in den für uns persönlich weniger optimalen Phasen am besten anpassen und gestalten.

Die eigene Wahrnehmung steht vor jeglichen wissenschaftlichen Erkenntnissen

Es geht um deinen Körper. Um seine individuellen hormonellen Schwankungen und deine Bedürfnisse. Es gibt, wie du weißt, kein »One-size-fits-all«-Konzept. Nur wenn du erkannt hast, wie dein Körper tickt und welche Zusammenhänge es zwischen deinem Zyklus, deinem Befinden und deiner sportlichen Performance gibt, kannst du dein Training entsprechend anpassen. Finde deinen eigenen Rhythmus – zyklusbasiertes Training entspricht keinem strengen Regelwerk, das dich einengt. Die Bezeichnung »zyklusbewusstes« Training wäre in vielerlei Hinsicht wohl passender als »zyklusbasiert«.

Es klingt eigentlich zu einfach. »Hör auf deinen Körper« – ein Rat, der zwar wertvoll ist, aber ohne das Bewusstsein, das Wissen und die richtigen Werkzeuge schwer umzusetzen ist. Deshalb ist das Zyklustracking ein tolles Instrument, den eigenen Körper besser kennen und verstehen zu lernen. Frauen, die sich mit ihrem Zyklus bewusst auseinandersetzen und verstehen, warum er so tickt, wie er tickt, werden selbstfürsorglicher, selbstliebender und fühlen sich wohler in ihrer Haut – das kann ich aus eigener Erfahrung bestätigen.

Zyklusbasiertes Training im Leistungssport

Für alle ambitionierten Profisportlerinnen unter uns: Es ist kein Geheimnis, dass die Welt des Leistungssports so gut wie keinen Spielraum für Zyklusbewusstsein lässt. Trainingseinheiten auszulassen, weil der Körper Signale wie PMS oder ein allgemeines Energieloch sendet, scheint meist keine Option zu sein – ein Umstand, der nach wie vor leider zu wenig

Beachtung findet. Doch genau hier ist ein tieferes Verständnis deines Hormonzyklus und dessen Auswirkungen so wertvoll. Im Leistungssport wird an den kleinsten Details gefeilt. Das Abrasieren der kleinen Härchen an Armen oder Beinen, um keine Millisekunde zu verlieren. Ich kenne das auch aus meiner Arbeit als Sporternährungsberaterin. Es wird sogar darauf geachtet, dass Sonnenblumenkerne auf den Brötchen abgekratzt werden, damit die exakten Ernährungsempfehlungen eingehalten werden.

Ich kann es manchmal immer noch nicht begreifen, dass so ein elementarer Bestandteil wie Zyklusbewusstsein einfach nicht berücksichtigt wird. Dabei schätzen Expertinnen sogar, dass ein Training, welches auf den individuellen Zyklus einer Athletin abgestimmt ist, eine Leistungssteigerung von etwa 10 Prozent bedeuten kann. Das ist ein unglaublich hoher Prozentanteil, wenn man bedenkt, dass es hier oft um Millisekunden geht, um sich von der Konkurrenz abzuheben.

Es ist bedauernswert, dass so viele Trainer dieses Potenzial unterschätzen oder einfach (noch) gar nichts davon wissen. Hier fehlt es nicht nur an Bewusstsein und Forschung, sondern auch an einer Integration in die Trainerausbildungen. Genau aus diesem Grund habe ich zusammen mit meiner Mitgründerin eine Ausbildung dazu geschaffen. Mehr Informationen dazu findest du auf Seite 219.

Im Leistungssport hast du meist zwar wenig Mitspracherecht über dein Training, dafür aber die Kontrolle über zwei wesentliche leistungsbestimmende Variablen: die Regeneration und die Ernährung. Ein fitter Körper benötigt ein gesundes Maß an Herausforderung und Erholung.

High performance needs high regeneration.

Nach intensiven Trainingseinheiten sind ausreichende Ruhephasen entscheidend, damit sich der Körper erholen und die gesetzten Trainingsreize effektiv verarbeiten kann. Und das ist der Knackpunkt: Denn auch Hobbysportlerinnen übertrainieren und gönnen sich zu wenig Regenerationszeit, was zu einem hormonellen Ungleichgewicht und Zyklusbeschwerden führen kann. Wusstest du, dass Frauen, die mehr als viermal pro Woche intensiv trainieren, nachweislich häufiger hormonelle Probleme haben als jene, die sich ausreichende Erholungspausen gönnen?

Die Einsicht, dass unsere Leistungsfähigkeit über den Zyklus hinweg variiert und dass wir unserem Körper mehr schaden als nützen, wenn wir ständig aufs Ganze gehen, hat meine persönliche Trainingsphilosophie maßgeblich beeinflusst. Diese Einsicht scheint rückblickend zwar logisch, doch ich bin mir sicher, dass viele Frauen sich noch immer zu viel abverlangen und glauben, sie müssten jeden Tag sportlich aktiv sein. Ich kenne diesen Druck nur zu gut und weiß, wie schwierig es ist, aus diesem Muster auszubrechen.

DIE SIEBEN TRAININGSPRINZIPIEN IM EINKLANG MIT DEINEM ZYKLUS

Erfolgreiches Training basiert auf sieben trainingswissenschaftlichen Gesetzmäßigkeiten, welche als grobe und allgemeine Orientierungsgrundlage dienen. Diese Trainingsprinzipien können ganz einfach auf die zyklusbasierte Trainingsstrategie angewendet werden. Das könnte wie folgt aussehen:

1. **Prinzip der Individualität:** Das Training sollte auf die individuellen Bedürfnisse, Fähigkeiten und Ziele eines Athleten zugeschnitten sein. Das sagt eigentlich schon alles und entspricht der Trainingsphilosophie des zyklusbasierten Trainings. Doch meist wurde der Zyklus dabei nicht berücksichtigt. Für das zyklusbasierte Training bedeutet das nun, dass der Trainingsplan an die individuellen hormonellen Schwankungen der Sportlerin angepasst wird.
2. **Prinzip der Progression:** Das Training sollte im Lauf der Zeit schrittweise gesteigert werden, um die Leistung zu erhöhen. Für das zyklusbasierte Training sollte die Progression so gestaltet werden, dass sie den hormonellen Veränderungen entspricht. Während der ersten Zyklusphase kann die Intensität allmählich gesteigert werden, während gegen Ende der zweiten Phase eher auf Regeneration und Erholung geachtet wird.
3. **Prinzip der Überlastung**: Das Training muss eine ausreichende Belastung bieten, um Anpassungen und Leistungssteigerungen zu erreichen. Demnach sollten die höchsten Trainingsbelastungen in der leistungsstärksten Phase im Zyklus der Frau stattfinden.
4. **Prinzip der Variabilität**: Abwechslung ist im Training wichtig, um Überlastung und Verletzungen zu vermeiden. Für das Training im Einklang mit dem Zyklus kann diese Variabilität dazu genutzt werden, verschiedene Arten von Work-outs und Trainingsmethoden im Lauf des Menstruationszyklus phasenspezifisch einzusetzen.

5. **Prinzip der Umkehrbarkeit**: Die erzielten Anpassungen und Verbesserungen durch das Training sind reversibel, was bedeutet, dass bei einer Unterbrechung des Trainings Rückgänge in der Leistungsfähigkeit auftreten können. Dies unterstreicht die Bedeutung der Trainingskontinuität. Die Berücksichtigung des Menstruationszyklus in der Trainingsplanung hilft, diese Kontinuität beizubehalten und Erholungsphasen phasenspezifisch einzuplanen.
6. **Prinzip der optimalen Relation von Belastung und Erholung**: Die Balance zwischen Training und Erholung ist für die Vermeidung von Übertraining und die Maximierung der Leistungssteigerung entscheidend. Zu intensive Trainingsphasen sollten von ausreichenden Erholungszeiten gefolgt werden, um Übertraining und Verletzungen zu vermeiden. Das lässt sich ebenfalls optimal in Abhängigkeit von der Zyklusphase gestalten.
7. **Prinzip der Periodisierung**: Die systematische Einteilung des Trainings in spezifische Zyklen wie Phasen der Wettkampfvorbereitung (man spricht von sogenannten Makro-, Meso- und Mikrozyklen) hilft, die Leistungsfähigkeit systematisch zu steigern und zu Spitzenleistungen bei Wettkämpfen zu führen. Das zyklusbasierte Training ermöglicht eine strategische Planung und Periodisierung, die den Menstruationszyklus integriert.

Hormonelle Besonderheiten & Zyklusstörungen

»In einer Welt, die oft versucht, uns von unserem Körper zu trennen, ist das tiefe Verständnis unseres Zyklus ein Akt der Rebellion und Selbstliebe.«
Maisie Hill

Bisher haben wir uns darauf konzentriert, wie Training und Ernährung optimal an einen gesunden Menstruationszyklus angepasst werden können. Doch klar ist auch, dass hier vermutlich die eine oder andere Leserin dabei ist, die sich nun fragt, wie funktioniert das Ganze, wenn kein natürlicher und regelmäßiger Zyklus vorliegt?

Wir gehen nun einmal davon aus, dass du bereits deine erste Regelblutung hattest, vor der Menopause bist und keine schweren Erkrankungen vorliegen, die die Zyklusgesundheit beeinträchtigen. Somit kommen drei Szenarien infrage:

1. Entweder du bist von Zyklusstörungen betroffen,
2. du verhütest hormonell, oder
3. du bist bereits in der Perimenopause angekommen.

Es gibt zahlreiche Arten von Zyklusbeschwerden – manche nehmen dabei nur wenig Einfluss auf die Lebensqualität der Betroffenen, bei anderen Formen ist der Leidensdruck enorm. Da ist es nicht verwunderlich, dass sich diese Beschwerden auch auf die sportliche Performance auswirken.

Schlimme Zyklusbeschwerden sind nicht normal

Hier ergibt sich ein echtes Problem. Denn viele Zyklusbeschwerden sind nicht nur stark verbreitet, sondern werden leider auch noch von unserer Gesellschaft als »ganz normal« anerkannt. »Das gehört zum Frausein eben dazu« – ähhhm, eben nicht! Es ist entscheidend zu verstehen, dass heftige Schmerzen oder extreme Stimmungsschwankungen, die den Alltag beeinträchtigen, nicht als normale Begleiterscheinungen des Menstruationszyklus abgetan werden sollten. Der Körper signalisiert mit diesen Reaktionen, dass hier etwas nicht stimmt. Viele Symptome haben oftmals eine gemeinsame Ursache: ein hormonelles Ungleichgewicht. Nicht nur zwischen Östrogen und Progesteron – auch ein zu hoher oder zu niedriger Testosteronspiegel kann zu gesundheitlichen Problemen und Zyklusstörungen führen.

Ein Blick auf die Grenzen des Normalen

Betrachten wir den Fall von Anna, einer 32-jährigen Frau, die seit Jahren unter extremen Menstruationsschmerzen litt. Was sie zunächst als »normal« abtat, wurde zu einem quälenden Dilemma, das ihre Lebensqualität erheblich beeinträchtigte. Erst als die Schmerzen so unerträglich wurden, dass sie regelmäßig Arbeit und soziale Aktivitäten absagen musste, suchte sie ärztliche Hilfe. Die Diagnose: Endometriose, eine Erkrankung, die bei frühzeitiger Erkennung besser zu managen gewesen wäre. Annas Geschichte unterstreicht, wie wichtig es ist, unseren Körpern zuzuhören und zu erkennen, wann Beschwerden ein Hinweis auf ernstere Probleme sein können und ärztliche Unterstützung gesucht werden sollte, um Erkrankungen frühzeitig zu behandeln.

Regelmäßige Bewegung, eine gesunde, »bunte« und nährstoffreiche Ernährung, guter und ausreichend Schlaf, ein entspannter Umgang mit Stress und eine positive Lebenseinstellung bilden die absolute Basis der hormonellen Gesundheit.

Leidest du unter starken Beschwerden, solltest du also im ersten Schritt bei deiner Gynäkologin mögliche Erkrankungen checken lassen, oder zum Beispiel deine Ernährung hinterfragen. Zusätzlich können die Beschwerden zwar durch verschiedene Therapien wie Akkupunktur,[71] Massagen, warme Duschen, Schmerzmittel oder Wärme gelindert werden,[72] jedoch werden sie sehr wahrscheinlich im nächsten Zyklus erneut auftreten, solange die Ursache nicht geklärt ist.

Das Thema rund um Zyklusbeschwerden ist gigantisch groß, weshalb wir hier nicht alle Facetten aufgreifen können. Du möchtest dich näher damit auseinandersetzen? Dann empfehle ich dir, mal auf der Homepage von FEMNETIC vorbeizuschauen.

Dysmenorrhö – wenn Regelschmerzen den Alltag dominieren

Dysmenorrhö ist der Fachbegriff für starke Regelschmerzen, welche kurz vor oder zu Beginn der Menstruation auftreten und zusätzlich von einem allgemeinen Krankheitsgefühl, Kopfschmerzen, Übelkeit und Verdauungsproblemen begleitet werden können. Die Schmerzen klingen meist nach zwei bis vier Tagen wieder ab. Dabei wird zwischen der primären und sekundären Dysmenorrhö unterschieden. Die primäre Form ist die häufigste und tritt aufgrund der Menstruation selbst auf, wobei die sekundäre als Folge anderer Erkrankungen gilt, wie beispielsweise der Endometriose sowie anatomischen Fehlstellungen, Eierstockzysten und so weiter.

Wusstest du, dass sogar bis zu 71 Prozent der Frauen von Regelschmerzen betroffen sind, und in etwa 10 Prozent davon haben so starke Schmerzen, dass sie für ein bis drei Tage arbeitsunfähig sind?[73]

Es wird angenommen, dass eine übermäßige Produktion von bestimmten Gewebshormonen – den »Prostaglandinen der Serie-2« – in den Zellen der Gebärmutterschleimhaut (Endometriumzellen) für die Entstehung von Unterleibsschmerzen verantwortlich sind, indem sie eine Entzündungsreaktion provozieren.[74]

Zu der erhöhten Ausschüttung dieser Prostaglandine tragen beispielsweise eine ungesunde Ernährung mit einem hohen Anteil an tierischen Produkten, hoch verarbeitete Lebensmittel, Alkoholkonsum und Rauchen bei. Außerdem können psychische Belastungen wie Ängste oder Überforderung die Schmerzen verstärken. Diese Faktoren tragen zur Stressausschüttung bei, was wiederum Entzündungen und schließlich deren Freisetzung begünstigt.

Trainingstipps

Im Folgenden will ich dir hilfreiche Tipps mit an die Hand geben, wie du dein Training entsprechend anpassen kannst, um Beschwerden vorzubeugen oder zu verbessern.

- Verzichte auf dein Training bei schweren Dysmenorrhö-Beschwerden.
- Sorge für Ruhe und Entspannung.
- Vermeide körperliche Überforderung.

- Versuche doch mal, Spaziergänge und (Hormon-)Yoga als wohltuende Alternativen.
- Einige Frauen berichten zum Teil von einer Linderung der Regelschmerzen durch Training – dann go for it!
- Nutze Wärmequellen wie Wärmflaschen oder Wärmepflaster (sind auch während des Trainings tragbar).
- Studien zeigen, dass Akupunktur[75] die Schmerzen deutlich verbessern kann.
- Kommuniziere offen mit deinem Coach über deine Zyklusbeschwerden.

YOGA BEI PERIODENKRÄMPFEN – HILFT DAS WIRKLICH?

Studien[76] konnten zeigen, dass wenn Yoga regelmäßig (zweimal die Woche für eine halbe Stunde) und auch bei akuten Schmerzen praktiziert wird, sich Periodenschmerzen deutlich reduzieren lassen. Warum das so ist? Yogahaltungen tragen dazu bei, den Blutfluss zu verbessern, welcher durch die Gebärmutterkontraktion ins Stocken gerät. Außerdem hat Yoga viele weitere positive Effekte wie die Reduktion von Stress oder hormonbedingten Stimmungsschwankungen.

Ernährungstipps

Durch die richtige Ernährung können die Schmerzen deutlich reduziert werden. Indem du bestimmte Lebensmittel meidest und andere gezielt in deinen Speiseplan einbaust, kannst du sogar bereits im Voraus positiv auf deine Beschwerden einwirken. Die Betonung liegt hier auf »im Voraus«. Denn um die Beschwerden zu vermeiden, solltest du dir die Tipps am besten schon eine Woche vor der Periode zu Herzen nehmen.

Wähle anti-entzündliche Lebensmittel

- Integriere Omega-3-reiche[77] Nahrung wie fetten Fisch, Nüsse, Samen und Pflanzenöle in deinen Speiseplan.
- Bevorzuge selbst gekochte Mahlzeiten mit viel frischem Gemüse und Obst.
- Nicht zu vergessen: Meide entzündungsfördernde Lebensmittel wie stark verarbeitete Produkte, Süßigkeiten, Fast Food, Alkohol, rotes Fleisch, da sie die Prostaglandinausschüttung fördern.

Hormonexperten warnen davor: Milchprodukte

Tatsächlich gibt es Hinweise aus der Forschung, dass auch Milchprodukte[78] entzündungsfördernde Eigenschaften aufweisen und Zyklusbeschwerden verstärken. Das ist individuell jedoch sehr unterschiedlich. Bei manchen Frauen führt das Protein »Kasein« in Milchprodukten zu einer Entzündungsreaktion, bei der das Immunsystem überreagiert, bei anderen nicht. Du weißt nicht, ob das auf dich zutrifft? Dann könntest du einen Versuch wagen und Kuhmilchprodukte für drei Monate von deiner Einkaufsliste streichen.

Ingwer – die Geheimwaffe

Diese Wunderwurzel schlägt sich im Kampf gegen Periodenschmerzen aufgrund ihrer entzündungshemmenden Eigenschaften als wahre Heldin. Der Hype scheint also gerechtfertigt. Wissenschaftlichen Erkenntnissen zufolge scheint eine dreimal tägliche Einnahme von 250 Milligramm Ingwerpulver als besonders effektiv gegen die Beschwerden.[79, 80]

Du kannst auch frischen Ingwer in deinen Smoothie mixen, ihn als Tee mit Honig und Minze aufkochen, ihn gemahlen oder in kleine Stücke zu verschiedenen Gerichten wie Currys oder Suppen hinzugeben, was den Mahlzeiten einen frischen und pikanten Geschmack verleiht.

Magnesium

Magnesium hilft nachweislich (schon vorbeugend!), Periodenkrämpfe zu reduzieren,[81] deshalb integriere magnesiumhaltige Nahrungsmittel wie Nüsse, Samen, Vollkornprodukte und grünes Blattgemüse. Bei akuten Schmerzen kann ein Magnesiumpräparat mit 300–400 Milligramm schnelle Hilfe leisten.

Ausreichende Flüssigkeitszufuhr

Trinke regelmäßig und über den Tag verteilt, das kann dein Körper besser aufnehmen. Eine ausreichende Flüssigkeitszufuhr erkennst du, wenn dein Urin blassgelb ist. Ist er eher dunkel, solltest du mehr trinken.

Frauenheilkräuter

Kräuter wie Schafgarbe oder Hirtentäschel wirken krampflösend und entzündungshemmend. Du findest sie in fertigen Teemischungen im Supermarkt.

Amenorrhö – wenn die Periode ausbleibt

Vielleicht ist bei dir im einen oder anderen Monat auch schon mal die Periode ausgeblieben – das ist nicht gleich ein Grund zur Sorge. Bei einer Amenorrhö handelt es sich jedoch um das Ausbleiben der Menstruation für mindestens drei Monate bei Frauen, die weder schwanger sind noch stillen noch sich in der Menopause befinden.

Wie viele Frauen von einer Amenorrhö betroffen sind, ist schwer zu sagen, da es eine hohe Dunkelziffer gibt. Besonders auffällig ist, dass Athletinnen deutlich häufiger von Amenorrhö betroffen sind (um etwa doppelt so häufig!) als die Allgemeinbevölkerung.[82]

Es wird zwischen der primären Amenorrhö, bei der die Menstruation noch nie eingesetzt hat, und der sekundären Amenorrhö unterschieden, bei der die Periode nach bereits begonnenen Zyklen ausbleibt. Die Hauptursachen einer sekundären Amenorrhö liegen hauptsächlich in einem hormonellen Ungleichgewicht zwischen Östrogen und Progesteron, beeinflusst durch verschiedene Faktoren:

- Hoher Stresslevel (physisch + psychisch!)
- Extreme Gewichtsveränderungen
- Intensive körperliche Anstrengung oder Übertraining
- Unzureichende Ernährung, insbesondere Diäten mit extrem niedriger Kalorienzufuhr
- Chronische oder gynäkologische Erkrankungen wie Schilddrüsen- oder Stoffwechselstörungen oder das Polyzystische Ovar-Syndrom (PCOS)

Hypothalamische Amenorrhö – der Taktgeber ist defekt

Eine hypothalamische Amenorrhö ist eine häufige Folge von REDs bei Frauen, da der energetische Mangel die Funktion des Hypothalamus beeinträchtigen kann. Deshalb ähneln die Ursachen, Risikofaktoren, gesundheitliche Folgen und die Behandlung stark dem REDs (→ Seite 25 ff.).

Östrogen spielt eine wichtige Rolle im Knochenstoffwechsel, indem es den Knochenabbau hemmt und den Knochenaufbau fördert. Ein langanhaltender Östrogenmangel, wie er bei der hypothalamischen Amenorrhö auftritt, kann zu einem Ungleichgewicht zwischen Knochenabbau und Knochenaufbau führen, was den Knochenverlust beschleunigt und das Risiko für Osteoporose erhöht. Osteoporose ist charakterisiert durch eine verminderte Knochendichte und eine erhöhte Brüchigkeit der Knochen.

Daher ist es wichtig, bei Vorliegen einer hypothalamischen Amenorrhö nicht nur die Wiederherstellung des normalen Menstruationszyklus anzustreben, sondern auch Maßnahmen zur Prävention von Knochenverlust und zur Stärkung der Knochengesundheit zu ergreifen.

Viele Frauen empfinden Unbehagen oder Scham, wenn ihre Periode ausbleibt. Oftmals wird dieser Zustand nicht ernst genommen, teils aus Unwissenheit über die gesundheitlichen Folgen, teils aus der Annahme, dass ein regelmäßiger Zyklus nur für eine Schwangerschaft relevant sei. Es ist jedoch entscheidend zu verstehen, wie wichtig eine regelmäßige Menstruation für die allgemeine Gesundheit ist. Ein ausbleibender Zyklus sollte nicht ignoriert werden, denn er ist ein wichtiges Signal deines Körpers. Die Wiederherstellung eines gesunden und regelmäßigen Menstruationszyklus ist ein Zeichen dafür, dass du deinen Körper gut versorgst und er sich in einem gesunden Zustand befindet.

Wie bekomme ich meine Periode zurück?

Zuerst gilt es (wie bei allen Zyklusstörungen), nach der individuellen Ursache für den Verlust der Periode zu suchen und entsprechende Maßnahmen einzuleiten. Auch hier haben sich die Punkte Ernährung und

Bewegung (und Stressregulation) als bewährteste Stellschrauben herauskristallisiert.

Trainingstipps

Hierbei gilt es in der Regel (wenn du ohnehin schon viel Sport treibst), einen Gang runterzuschalten.

Moderate Bewegung

Vermeide übermäßiges und intensives Training. Stattdessen solltest du moderate Bewegungsformen wählen, die den Körper nicht überfordern.

Ausreichend Erholung

Gib deinem Körper genug Zeit zur Erholung zwischen den Trainingseinheiten. Ausreichend Schlaf ist dabei ebenso wichtig.

Yoga und Entspannungstechniken

Sie helfen dir dabei, Stress zu reduzieren und das hormonelle Gleichgewicht zu fördern.

Ernährungstipps

Die richtige Ernährung ist besonders entscheidend, um die Periode zurückzugewinnen, da der Körper ausreichend Energie und Nährstoffe braucht.

Stärke deine Knochengesundheit mit Kalzium und Vitamin D

Die Empfehlung der täglichen Kalziumzufuhr liegt bei ca. 1.000 Milligramm pro Tag. Neben Milchprodukten und Fisch sind auch grünes Blattgemüse, Hülsenfrüchte, Tofu, Nüsse und Samen wertvolle Kalziumquellen und liefern zusätzlich wichtige Nährstoffe. Um den täglichen Kalziumbedarf zu decken, ist es hilfreich, mehrere kalziumreiche Lebensmittel über den Tag verteilt zu sich zu nehmen. Beachte zudem, dass die Aufnahme von Vitamin D wichtig ist, um die Kalziumaufnahme zu verbessern. Da Vitamin D hauptsächlich durch Sonnenlichtexposition und in sehr geringerem Maße durch die Nahrung aufgenommen wird, kann in einigen Fällen, besonders in den Wintermonaten, eine Supplementierung sinnvoll sein.

Decke deinen täglichen Energiebedarf

Eine ausreichende Energiezufuhr ist essenziell, um den Körper zu unterstützen und hormonelle Funktionen wie das reproduktive System aufrechtzuerhalten.

Achte besonders auf genügend Kohlenhydrate

Sie spielen eine Schlüsselrolle bei der Regulierung des Insulinspiegels, der eng mit anderen Hormonen wie Leptin und Ghrelin verbunden ist, welche wiederum die Energieverfügbarkeit und das hormonelle Gleichgewicht signalisieren.

Eine angemessene Zufuhr von Kohlenhydraten unterstützt somit die Kommunikation zwischen diesen Hormonen und dem Fortpflanzungssystem, was wichtig für die Wiederherstellung und Aufrechterhaltung eines regelmäßigen Menstruationszyklus ist.

Vermeide Diäten

Restriktive Diäten können zu Nährstoffmangel und Stress für den Körper führen, was hormonelle Ungleichgewichte und damit auch Amenorrhö verursachen oder verschlimmern kann.

DAS SAGT DIE WISSENSCHAFT

Eine wegweisende Studie aus dem Jahr 2021[83] wirft ein neues Licht auf die Bedeutung der Ernährung für Frauen mit Zyklusstörungen. In dieser Untersuchung wurden die Auswirkungen einer erhöhten Kalorienzufuhr (+330 kcal/Tag) über einen Zeitraum von 12 Monaten bei 76 trainierenden Frauen mit sehr unregelmäßigen Zyklen (= Oligomenorrhö) und Amenorrhö untersucht. Dabei blieb ihre gewohnte Trainingsroutine unverändert.
Die Ergebnisse waren eindeutig: Die Menstruationszyklen aller Sportlerinnen normalisierten sich. Frauen, die von Amenorrhö betroffen waren, erlebten zum ersten Mal seit Langem wieder eine Periodenblutung, während diejenigen mit Oligomenorrhö regelmäßigere Zyklen verzeichneten.
Diese Erkenntnisse unterstreichen, wie wichtig eine ausreichende Energiezufuhr durch die Nahrung ist, um die (Zyklus-)Gesundheit aufrechtzuerhalten.

Prämenstruelles Syndrom – wenn die Hormone verrücktspielen

Im Kapitel zur Lutealphase haben wir bereits über die unangenehmen Begleiterscheinungen während der prämenstruellen Phase gesprochen, welche die meisten Frauen unter uns kennen. Sie müssen nicht jedes Mal auftauchen, unterscheiden sich in ihrer Intensität, in ihren Symptomen und das nicht nur von Person zu Person, sondern auch von Zyklus zu Zyklus. Die genauen Ursachen von PMS sind trotz jahrelanger Forschung noch nicht vollständig geklärt. Es wurde jedoch erkannt, dass bei etwa drei von zehn Frauen eine hormonelle Störung als Ursache zugrunde liegt.[84]

Dabei lösen besonders Veränderung der Neurotransmitter im Gehirn (wie beispielsweise eine Abnahme von Serotonin, welches Stimmung, Schlaf und Appetit reguliert) die typischen Symptome aus. Interessanterweise wurde herausgefunden, dass Frauen mit PMS zwar einen ähnlichen Hormonspiegel wie Frauen ohne PMS aufweisen, jedoch möglicherweise besonders empfindlich auf die Hormonänderungen reagieren.[85]

Vielleicht erkennst du deine prämenstruellen Symptome als natürliche Begleiterscheinung deines Zyklus an. Solange sie nicht zu stark sind und deinen Alltag nicht sonderlich einschränken, sind diese lästigen Begleiter völlig normal. Die Hormone spielen in dieser Zeit einfach etwas verrückt. Du erkennst an ihnen außerdem, dass deine Periode bald einsetzen wird. Den meisten Frauen ist nur leider nicht bewusst, dass sehr starke Symptome nicht natürlich sind. PMS kann zudem ein Vorläufer für eine verkürzte Progesteronphase und schließlich Amenorrhö sein.

Noch nicht sehr lange bekannt und bislang unzureichend erforscht, aber dennoch äußerst erwähnenswert, sind die zwei spezifischeren Störungsbilder: **prämenstruelle dysphorische Störung (PMDS)** und **prämenstruelle Exazerbation (PME)**. PMDS repräsentiert eine deutlich intensivere Form des PMS, gekennzeichnet durch schwerwiegende psychische Beschwerden wie starke Stimmungsschwankungen und depressive Verstimmungen, von denen bis zu 7 Prozent der Frauen betroffen sind. PME, wovon knapp 5 Prozent der Frauen betroffen sind, beschreibt die Verstärkung vorbestehender psychischer Erkrankungen, wie Depressionen oder Angststörungen, in der prämenstruellen Phase.[86]

Ein tieferes Verständnis für prämenstruelle Störungen ebnet den Weg für gezielte Trainings- und Ernährungsempfehlungen, die nicht nur unsere körperliche, sondern auch unsere psychische Gesundheit im Zyklusverlauf unterstützen.

Trainingstipps

PMS kann für Sportlerinnen eine echte Herausforderung darstellen. Sowohl die körperlichen als auch die psychischen Symptome, welche meist unterschätzt werden, können deine sportliche Performance maßgeblich einschränken, indem sie dein Selbstvertrauen, deine Motivation oder beispielsweise deine Konzentration beeinträchtigen können. PMS sollte im Training also ernst genommen werden. Zudem können sie ein Anzeichen für ein hohes Stressniveau wie zum Beispiel durch Übertraining sein. Nicht zu vergessen ist aber auch, dass ein sehr inaktiver Lebensstil, also ein Mangel an körperlicher Aktivität, PMS begünstigen kann.

Das richtige Maß ist entscheidend

Wie beim Vorliegen fast aller hormonellen Störungen gilt auch hier: Regelmäßige Bewegung und Sport sind wichtig, doch es lohnt sich, einen Gang runterzuschalten, falls dein Trainingsumfang ohnehin schon sehr hoch und dein Training sehr schweißtreibend sein sollte. Das A und O sind in dieser Zeit ausreichend Schlaf und bewusste Regenerationszeiten. Es bedeutet jedoch nicht, dass das Training in dieser Zeit ganz gestrichen werden sollte. Das Gegenteil ist sogar der Fall! Bewegung fördert nämlich die Ausschüttung von Endorphinen, also Glücksgefühlen, was PMS-Beschwerden verbessern kann.[87]

Sprich darüber

Nicht nur für dich ist wichtig zu wissen, dass sich deine Stimmung und deine Gefühlswelt vor Einsetzen der Periode verändern kann. Sprich darüber! Gerade in Gruppendynamiken (bei Sportmannschaften) kann das die Stimmung und dadurch auch die sportliche Performance ganz schön runterziehen. Wenn du von starken PMS-Symptomen betroffen sein solltest, dann kann es dir helfen, in einer deiner Hochphasen deines Zyklus – in denen du »Frau deiner Sinne« bist – mit deinen Teammitgliedern, deinem Trainer oder deiner Trainerin (genauso natürlich auch mit deinen Freunden oder Arbeitskolleginnen) darüber offen zu sprechen. Sage ihnen ganz klar, womit in dieser Phase bei dir zu rechnen ist und was dir helfen würde – denn schon allein wenn dein Umfeld weiß, was los ist, können sie dich besser unterstützen.

Passe dein Training deiner Stimmung an

Solltest du eher wütend und gereizt sein, hilft dir vielleicht ein schweißtreibendes Work-out, um die Kraft deiner Emotionen in körperlicher Form auszudrücken. Vielleicht bist du auch eher schwermütig, weniger energetisch und brauchst Zeit für dich – dann kann ein entspannter Lauf durch den Wald oder eine ausgiebige Yogaeinheit genau das Richtige für dich sein.

Schnapp dir einen Trainingsbuddy

Vielleicht tun dir soziale Kontakte und der Austausch mit einem guten Freund gut, dann verabrede dich zum Training! Das kann deine Laune und Motivation fördern.

Musik auf die Ohren

Die richtige Musik vor und während des Trainings ist mein ganz persönlicher Held im Kampf gegen diese Trägheit vor der Periode. Für mich ist Musik ein wahrer Garant für gute Laune und fördert meine Trainingsmotivation.

RAUS AUS DEM TEUFELSKREIS – WARUM WENIGER MANCHMAL MEHR IST

Es ist wieder diese Zeit im Monat – du bist in den Tagen kurz vor deiner Periode. Du kennst das Spiel: Wassereinlagerungen lassen dich fühlen, als wärst du über Nacht aufgequollen. Du schaust in den Spiegel und denkst dir: »Bin das wirklich ich?« Sport steht auf dem Programm, und du ziehst es durch, kämpfst gegen das innere Gefühl an, das dir eigentlich sagt: »Heute lieber nicht.«

Das Work-out ist zäh. Du bist schneller platt als sonst und fragst dich, warum du nicht die gewohnte Power hast. Im Kopf spukt der Gedanke herum, dass du Muskeln aufbauen und die Extrakalorien von der Schokolade verbrennen willst, die dich gestern so verführerisch angelächelt hat. Aber anstatt dich besser zu fühlen, ist das Resultat oft das Gegenteil von dem, was du erreichen wolltest.

Dein Körper ist kein Roboter und reagiert auf seinen inneren Rhythmus. Das heißt: Jeden Tag trainieren? Kann man machen. Aber ist es auch jeden Tag sinnvoll? Nicht wirklich.

Nimm diese Erkenntnisse als Einladung, achtsamer mit dir und deinem Körper umzugehen. Es ist wichtig, sich bewusst zu machen, dass Veränderungen im Körper während dieser Zeit völlig normal sind. Erinnere dich daran, dass jede Phase deines Zyklus ihre eigenen Anforderungen, Vorteile und Möglichkeiten mit sich bringt. Es ist kein Zeichen von Schwäche, sondern von Stärke und Selbstbewusstsein, den eigenen Rhythmus zu erkennen und ihm zu folgen.

Ernährungstipps

Du hast ja bereits die wichtigsten Ernährungsempfehlungen für die prämenstruelle Zeit mit an die Hand bekommen (➔ Seite 130 ff.). Wenn du diese Ratschläge befolgst, bist du schon mal bestens für den Kampf gegen PMS gewappnet, beziehungsweise musst vielleicht gar nicht erst kämpfen. Hier noch ein paar Extratipps:

Tryptophan

Diese Aminosäure ist die Vorstufe des Neurotransmitters Serotonin (unser Glückshormon) und hat Einfluss auf unsere Stimmung. Um die Produktion von Serotonin anzuregen, können tryptophanreiche Lebensmittel, wie zum Beispiel Milchprodukte, Eier, Vollkornprodukte, dunkle Schokolade und Hülsenfrüchte, beitragen.

Vitamin B6 (Pyridoxin)

B-Vitamine allgemein, aber besonders das Vitamin B6, scheinen hormonregulierende Eigenschaften aufzuweisen. Unter anderem ist dieses Vitamin an der Synthese von Neurotransmittern beteiligt, die für das emotionale Wohlbefinden wesentlich sind. Du findest es in natürlichen Lebensmitteln wie Hühnchen, Lachs, Bananen und Kichererbsen.

Mönchspfeffer & Heilkräuter[88]

Die regelmäßige Einnahme von etwa 20–40 Milligramm (in Tablettenform) kann PMS-Symptome lindern oder sogar ganz beseitigen und auch die Hormonbalance regulieren. Außerdem helfen Heilkräuter wie Frauenmantel und Schafgarbe (zum Beispiel in Teemischungen), ein hormonelles Gleichgewicht herzustellen. Aber Vorsicht: Bei einem Mangel an Prolaktin sollte Mönchspfeffer auf keinen Fall eingenommen werden.

Deswegen ist es sinnvoll, vorab den Prolaktinspiegel ärztlich messen zu lassen.[89]

Dein Körper, dein Kompass

Ob du nun von Dysmenorrhö, Amenorrhö, PMS oder sonst einer Zyklusstörung betroffen bist – letztendlich liegt ein hormonelles Ungleichgewicht zugrunde, welches es zu beheben gilt. Dabei solltest du immer zuerst nach der Ursache dafür suchen. Oftmals ist sie offensichtlicher als gedacht. Man will sie sich vielleicht einfach nur nicht eingestehen. Nimm diese Zeichen als Geschenk an, um etwas zu ändern und um gesundheitliche Spätfolgen zu vermeiden.

Vergiss nicht: Die Gesundheit ist unser höchstes Gut und sollte immer vor jeglichen sportlichen Höchstleitungen oder dem Streben nach dem »perfekten« Körper stehen. Wenn wir lernen, auf unseren Körper zu hören und ihn zu verstehen, folgen Fitness, sportliche Erfolge und unsere Gesundheit ganz von selbst. Dein Wissen über deinen eigenen Körper ist deine Superpower. Was ist normal, was ist ein Alarmzeichen? Wie interpretierst du die Zeichen, die dein Körper dir gibt? Dieses Wissen sollte jeder Frau zugänglich sein – und nicht nur ihnen, sondern auch Ärztinnen, Trainern, Coaches und dem medizinischen Fachpersonal.

Wie beeinflusst hormonelle Verhütung die sportliche Leistung?

Die Frage, ob hormonelle Verhütungsmittel wie die Pille die sportliche Performance beeinflussen, beschäftigt viele Frauen. Insbesondere in der Welt des Sports, da durchschnittlich über die Hälfte der Athletinnen hormonelle Verhütungsmethoden nutzen.[90]

Um den Einfluss dieser Verhütungsmethoden zu verstehen, lohnt es sich, einen genaueren Blick auf die Antibabypille zu werfen, da sie trotz eines Rückgangs in der Beliebtheit immer noch weit verbreitet ist. Fast die Hälfte der gesetzlich versicherten Frauen bis 20 Jahre[91] wurde die Pille verschrieben, wobei der Anteil langsam sinkt. Die Pille gibt es schon seit den 70ern und in der Zwischenzeit haben sich verschiedene Präparate etabliert, welche sich in Zusammensetzung und Dosierung unterscheiden. Aus diesem Grund beeinflussen sie den Körper und die sportliche Leistungsfähigkeit auch auf verschiedene Weisen.

Noch mal zur Erinnerung: Unter Einnahme (aller) hormoneller Verhütungsmittel hast du KEINEN MENSTRUATIONSZYKLUS. Genau das ist ja auch der Sinn dahinter. Der natürliche Fortpflanzungsmechanismus wird gestoppt.

Wirkweise und Arten der Pille

In allen Arten der Antibabypille befindet sich ein künstlich hergestelltes Gelbkörperhormon, das sogenannte Gestagen, das dem körpereigenen Hormon Progesteron sehr ähnlich ist. Wie du weißt, wird während des Zyklus Progesteron erst nach dem Eisprung bis zum Einsetzen der Periode produziert. Nimmst du die Pille, befindest du dich gewissermaßen in einem andauernden Zustand, der dem der zweiten Zyklusphase entspricht. Die Konzentration von Östrogen und Progesteron ist dabei also konstant erhöht, wie es bei einer Schwangerschaft der Fall wäre.

Die Pille wirkt, indem sie den Eisprung unterdrückt, wodurch die üblichen physiologischen Prozesse nicht ablaufen. Der Körper produziert nur minimale Mengen an eigenen Sexualhormonen, die für den Eisprung, also eine Befruchtung, nicht ausreichen würden. Auch wenn du eine sogenannte »Pillenpause« in der vierten Woche einlegst und in dieser Zeit blutest, ist kein natürlicher Menstruationszyklus vorhanden. Leider wird das oft falsch vermittelt und verschiedene Pillenarten damit sogar beworben. Diese Blutung wird auch als »Abbruchsblutung« oder »Hormonentzugsblutung« bezeichnet. Da durch die fehlenden Hormone während der Einnahmepause die Gebärmutterschleimhaut nicht weiter aufrechterhalten werden kann, wird sie als Blutung ausgeschieden. Sie ist also keine natürliche Menstruationsblutung, da sie lediglich durch den Entzug der Hormone ausgelöst wird.

Im Grunde kannst du es dir so vorstellen: Normalerweise befindet sich dein Körper auf einer Berg- und Talfahrt. Wie du schon festgestellt hast – ein echtes körperliches und emotionales Abenteuer. Wenn du die Pille nimmst, gibt es kein Auf und Ab. Alles ist eben. Nicht besonders high level, dafür aber auch nicht besonders low. Beides hat seine Vor- und Nachteile. Pille ist allerdings nicht gleich Pille. Sie unterscheiden sich von Generation zu Generation und dabei ist deren Zusammensetzung und Wirkweise entscheidend für den Einfluss auf die sportliche Leistungsfähigkeit.

Es werden hauptsächlich zwei Arten von Pillen unterschieden: Kombinationspräparate, die Östrogene und Gestagene enthalten, und Monopräparate (= Minipille), die nur das Gestagen enthalten. Entscheidend für die Hemmung des Eisprungs ist dabei das Gestagen. Das Östrogen hingegen trägt zu positiven Begleiterscheinungen bei, wie der Stabilisierung des Zyklus, der Förderung der Knochengesundheit, der Verbesserung der Haut und weiteren positiven Effekten.

Die verschiedenen Generationen der Pille

Hier findest du eine grobe Übersicht über die verschiedenen Generationen der Pille. Jede Generation hat verschiedene Vor- und Nachteile und jede Frau reagiert anders darauf. Solltest du dich für eine Art der hormonellen Verhütung entscheiden wollen, dann besprich das unbedingt mit der Gynäkologin deines Vertrauens.

Pille der 1. Generation: Die erste Generation der Antibabypille wurde in den 1960er-Jahren eingeführt und diente als Vorreiter in der hormonellen Verhütung. Sie wird heutzutage aufgrund ihrer hohen Hormondosierung und potenziellen Nebenwirkungen kaum noch verschrieben.

Pille der 2. Generation: Pillen dieser Generation sind weit verbreitet und haben Eigenschaften, die androgene Effekte auslösen können. Androgene, zu denen auch Testosteron gehört, sind für typisch männliche Geschlechtsmerkmale verantwortlich. Interessanterweise könnten diese Pillen positive Effekte auf das Muskelwachstum haben, allerdings sind sie auch mit einer leicht erhöhten Körperbehaarung und einer Verschlechterung des Hautbildes assoziiert.

Pille der 3. Generation: Diese Generation zeigt sehr niedrige androgene Effekte und vermeidet weitgehend die mit männlichen Geschlechtsmerkmalen assoziierten Wirkungen. Das größte Risiko bei Pillen der dritten Generation ist jedoch ein erhöhtes Thromboserisiko, was bei der Wahl der Verhütungsmethode berücksichtigt werden sollte.

Pille der 4. Generation: Die vierte Generation arbeitet gezielt gegen androgene Effekte und hat minimalen Einfluss auf Haut, Gewicht und Haarwuchs. Allerdings könnte sie die anabolen Prozesse, die mit Testosteron zusammenhängen und den Muskelaufbau fördern, hemmen.

Minipille: Eine Alternative stellt die Minipille dar, die ausschließlich Gestagen enthält und ohne Östrogen auskommt. Sie ist besonders für Frauen geeignet, die empfindlich auf Östrogen reagieren oder bestimmte gesundheitliche Bedingungen haben, wie z. B. Bluthochdruck oder eine Neigung zu Thrombosen. Die Minipille hat generell weniger Nebenwirkungen als Kombipillen, kann aber zu einem Östrogenmangel führen, der verschiedene Gesundheitsrisiken mit sich bringt.

Bedeutung für das Training

Was heißt das nun in Bezug auf die sportliche Leistung? Da sich die Zusammensetzung und Dosierung der einzelnen Pillenarten und allgemein der hormonellen Verhütungsmethoden unterscheidet, sollten die Auswirkungen der verschiedenen Präparate differenziert voneinander betrachtet werden, um einschätzen zu können, wie sie sich auf die sportliche Leistungsfähigkeit auswirken. Dabei sind besonders die Hormone Östrogen und Testosteron (sowie Wachstumshormone) entscheidend.

Theorien zufolge könnte durch manche Präparate der Muskelaufbau gehemmt, durch andere sogar verbessert werden. Dadurch, dass dem Körper durch die Einnahme der Pille eine Art Schwangerschaft vorgetäuscht wird, in der Frauen eher weniger zu sportlichen Höchstleistungen ausgelegt sind, gibt es Gerüchte, die Pille wirke sich negativ auf die sportliche Leistung aus. So viel zumindest zur Theorie. Doch können das wissenschaftliche Untersuchungen bestätigen?

DAS SAGT DIE WISSENSCHAFT

Eine umfangreiche Metaanalyse, die 42 Studien auswertete mit insgesamt knapp 600 Teilnehmerinnen, kam zu dem Ergebnis, dass die Verwendung hormoneller Kontrazeptiva im Vergleich zu natürlich menstruierenden Frauen im Durchschnitt zu einer etwas geringeren Trainingsleistung führt.[92]

In einer anderen Untersuchung wurde ein um bis zu 60 Prozent niedrigerer Muskelaufbau bei Frauen, die hormonell verhüten, festgestellt.[93] Weitere Forschungen haben gezeigt, dass bei Frauen, die die Pille einnehmen, die Muskelregeneration nach hartem Training verlangsamt ist und die aerobe Ausdauerleistung darunter litt.[94,95]
ABER: Es gibt auch einige Studien, die sowohl einen positiven als auch einen negativen Zusammenhang oder gar keinen Effekt auf die sportliche Leistung nachweisen konnten. Außerdem lässt die Qualität vieler Studien zu wünschen übrig, was die Verlässlichkeit der Ergebnisse stark einschränkt.[96]
Insgesamt bedarf es hier also mehr Forschung.
Was wir allerdings wissen: Die sportliche Leistung scheint bei hormonell verhütenden Frauen über den gesamten Zyklus hinweg konstant zu bleiben, im Gegensatz zu Frauen, die nicht hormonell verhüten, was wieder einmal bestätigt, dass sich die sportliche Leistungsfähigkeit im Zyklusverlauf verändert.

Die Pille, ja oder nein?

Das ist wohl eine der größten Debatten unter Frauen. Hormonell verhüten oder nicht? Was ist die perfekte Methode für mich? Und genau bei dieser Entscheidung liegt die Betonung auf »mich«. Denn das ist eine sehr persönliche Entscheidung und von vielen individuellen Faktoren abhängig. Hormonelle Kontrazeptiva sind ziemlich zuverlässig, was die Verhütung betrifft, und sie können Regelschmerzen und Zyklusbeschwerden lindern. Durch die Pilleneinnahme sind deine Zyklen außerdem regelmäßig und du kannst sie durch die Pillenpause selbst beeinflussen, was eine Erleichterung sein kann, wenn ein Wettkampftag ansteht. Vielleicht bist du ein Freund der Pille, hast dadurch keinerlei Einschränkungen und fühlst dich wohl damit. Dann ist das auch völlig okay.

Ich persönlich bin kein großer Fan der Pille, da es ein Eingriff in den natürlichen biologischen Rhythmus ist und ich großen Respekt vor den vielen Nebenwirkungen habe. Darüber solltest auch du dir bei der Entscheidung immer bewusst sein.

Hormonelle Verhütungsmittel können wichtige Warnsignale deines Körpers verdecken, was die Erkennung von Zyklusstörungen, REDs, das Ausbleiben des Eisprungs oder Erkrankungen wie Endometriose und PCOS erschwert. Oft werden diese Probleme erst bei Kinderwunsch bemerkt. Nicht zu vergessen sind die zahlreichen Nebenwirkungen. Manche Frauen fühlen sich wie ausgewechselt, nehmen an Gewicht zu, neigen zu starken Stimmungsschwankungen bis hin zu Panikattacken und depressiven Verstimmungen. Durch einige Forschungsarbeiten konnte sogar gezeigt werden, dass das Risiko für Depressionen[97] und Thrombosebildungen deutlich (um bis zu das 3-fache) erhöht ist.

Insgesamt ist es besonders wichtig, dass du dir all dessen bewusst wirst und für dich die richtige Entscheidung triffst. Es ist dein Körper und deine Entscheidung. Lass dich von einem Experten deines Vertrauens beraten.

Ernährungsempfehlungen bei Pilleneinnahme

Wusstest du, dass du durch die Pille einen erhöhten Bedarf an bestimmten Vitaminen und Mikronährstoffen hast? Die Pille beeinträchtigt nämlich deren Aufnahme oder förderte deren Ausscheidung.[98] Folgendes kannst du tun, um den Mehrbedarf auszugleichen:

Vitamin- und Mineralstoffzufuhr erhöhen

Achte auf eine ausreichende Zufuhr von Vitaminen und Mineralstoffen, besonders B-Vitamine,[99] Folsäure,[100] Vitamin C & E, Selen, Zink, Magnesium und Jod.

Ausgewogene Ernährung

Priorisiere eine nährstoffreiche Ernährung, die reich an Vollkornprodukten, Obst, Gemüse, magerem Protein und gesunden Fetten ist.

Hydratation

Achte auf eine ausreichende Flüssigkeitszufuhr, um die durch die Pille beeinflusste Wasserretention auszugleichen.

Die Wechseljahre

Die Wechseljahre sind eine natürliche Phase im Leben einer Frau, die nicht nur das Ende ihrer fruchtbaren Jahre markiert, sondern auch den Beginn eines neuen Lebensabschnitts. Dieser Abschnitt beginnt durchschnittlich um das 47,5. Lebensjahr herum mit der sogenannten Perimenopause, der Zeit vor dem endgültigen Ausbleiben der Menstruation. Die Menopause selbst – definiert als der Zeitpunkt, zu dem seit einem Jahr keine Menstruation mehr aufgetreten ist – leitet dann über in die Postmenopause. Während dieser Zeit sinkt die Produktion der Hormone Östrogen und Progesteron signifikant niedriger, was weitreichende Auswirkungen auf den Körper hat – von der Knochengesundheit bis hin zum Stoffwechsel.

Während der Perimenopause erlebst du vielleicht kürzere Zyklen oder unregelmäßige Blutungen. Es ist eine Zeit, in der Eisprünge unregelmäßiger werden und Zyklen ohne Eisprung zunehmen. Während dieser Phase reagieren die Eierstöcke weniger auf unsere Steuerhormone, was dazu führt, dass das FSH verstärkt ausgeschüttet wird und die Östrogenproduktion noch mal richtig angekurbelt wird, während Progesteron weniger produziert wird. Das wird als Östrogendominanz bezeichnet und kann verschiedene Symptome wie Wassereinlagerungen, Brustspannen oder starke Regelblutungen zur Folge haben.

Mit der Zeit sind die Eierstöcke in ihrer Aktivität erschöpft und die stimulierbaren Follikel gehen zuneige. Das führt insgesamt dazu, dass die Hormonproduktion daraufhin stark abnimmt. Wenn über ein Jahr keine Menstruationsblutung mehr auftritt, ist das ein klares Zeichen dafür, dass die Menopause erreicht wurde. Diese starken hormonellen Schwankungen lösen die typischen Wechseljahressymptome aus. Jede Frau erlebt diese Übergangsphase anders. Während einige nur wenige Monate und kaum Beschwerden durchmachen, erleben andere über Jahre hinweg leichte bis starke Symptome, die ihre Lebensqualität erheblich beeinträchtigen können.

Zu den häufigsten Symptomen gehören Hitzewallungen, Nachtschweiß, Schlafstörungen und Stimmungsschwankungen. Auch Veränderungen im Hautbild, Gewichtszunahme und ein verändertes sexuelles Empfinden können auftreten. Nicht zu vergessen ist, dass die Knochendichte unter dem Abfall des Östrogenspiegels besonders leidet. Ab dem Alter von etwa 30 Jahren nimmt die Knochendichte bei Frauen jährlich um etwa 0,5–1 Prozent ab. Nach dem Eintritt in die Menopause kann dieser Verlust sogar auf bis zu 3 Prozent pro Jahr ansteigen.

Trainingstipps

Das Training leistet einen wertvollen Beitrag, um Wechseljahresbeschwerden zu reduzieren, den Folgen des niedrigen Östrogenspiegels entgegenzuwirken und die hormonelle Gesundheit zu unterstützen.

Krafttraining: Dein Verbündeter gegen Knochenabbau

Progressives Krafttraining ist entscheidend im Kampf gegen den Knochenabbau. Durch gezieltes Training werden nicht nur die Muskeln gestärkt, sondern auch die Knochen stimuliert, dichter und widerstandsfähiger zu werden. Selbst wenn du bisher wenig Erfahrung mit Krafttraining hast, ist der Beginn in jedem Alter wertvoll. Experten empfehlen, Krafttraining mindestens ein- bis zweimal pro Woche in das Trainingsprogramm zu integrieren. Arbeite nicht nur mit eigenem Körpergewicht, sondern auch mit Gewichten und Geräten, um die Knochen stabil zu halten und Muskeln aufzubauen.

High-Impact-Sportarten – ja oder nein?

Neben Krafttraining können High-Impact-Sportarten ebenfalls von großem Nutzen sein. Das sind solche Sportarten oder Übungen, bei denen deine Füße oder Körperteile kräftig auf den Boden oder eine andere Oberfläche aufprallen. Das heißt, sie fördern eine gewisse Stoßbelastung, explosive Sprünge oder schnelle Richtungswechsel. Dafür eignet sich beispielsweise Tennis oder Badminton, Step-Aerobic, Basket- oder Volleyball, Hoch- oder Weitsprung, Seilspringen und Gewichtheben. Auch Joggen verbessert die Knochengesundheit.[101] Diese Art von Aktivität belastet die Knochen stärker, was wiederum die Knochenbildung und -dichte verbessern kann. Es gibt also zahlreiche Möglichkeiten, durch sportliche Aktivität für gesunde Knochen zu sorgen.

Ernährungstipps

Dein Körper verändert sich in diesem neuen Lebensabschnitt und hat nun andere Bedürfnisse, wie einen veränderten Nährstoffbedarf. Mit der richtigen Ernährung gehst du bestens durch diese Zeit.

Kalzium und Vitamin D

Wie du weißt, sind die beiden Nährstoffe essenziell für die Knochengesundheit.[102] Nach der Menopause wird eine höhere Zufuhr empfohlen (Kalzium: ca. 1.200 mg pro Tag; Vitamin D: bis zu 50 µg pro Tag).

Proteine

Sie sind unverzichtbar für den Muskelerhalt und -aufbau. Das ist nun kein Geheimnis mehr. Experten zufolge könnte eine höhere Proteinaufnahme in dieser Lebensphase tatsächlich von deutlichem Vorteil sein.[103] Die Empfehlungen für Frauen in den Wechseljahren liegen bei etwa 1,0–1,4 Gramm Protein pro Kilogramm Körpergewicht pro Tag.

Phytoöstrogene

Sie kommen vor allem in Soja und Leinsamen vor und können positive Auswirkungen auf die Hormonregulation haben.[104]

Blutzuckerspiegel regulieren

Östrogene spielen eine wichtige Rolle bei der Insulinsensitivität der Körperzellen, indem sie deren Fähigkeit erhöhen, Glukose aus dem Blutkreislauf aufzunehmen. Mit dem Rückgang des Östrogenspiegels während der Wechseljahre verringert sich diese Fähigkeit, wodurch tendenziell mehr Zucker im Blut verbleibt und somit der Blutzuckerspiegel ansteigt.[105] Auf was du dabei achten kannst? Halte deinen Blutzuckerspiegel konstant, bevorzuge komplexe Kohlenhydrate, die dich lange satt halten und verzichte auf stark verarbeitete und entzündungsfördernde Lebensmittel.

Die richtige Ernährung – das A und O für Gesundheit und Leistung

»Die Qualität deiner Ernährung bestimmt die Qualität deines Lebens, innerhalb und außerhalb des Fitnessstudios.«
Jillian Michaels

Du hast in diesem Buch bereits schon sehr viel über Ernährung gehört. Allerdings waren die bisherigen Tipps meist recht spezifisch. Wenn die Basis nicht stimmt, dann helfen uns weder die Magnesiumtablette bei Menstruationsschmerzen noch die Vitamin-B6-Kapseln bei PMS.

Unsere Ernährung spielt eine viel wichtigere Rolle, als die meisten Menschen denken. Ohne die richtige Ernährung lässt sich wirklich nie unser volles Potenzial ausschöpfen. Ganz egal, wie viel wir trainieren und an unserer Gesundheit arbeiten. Da jeder Mensch verschieden ist, unterschiedliche Bedürfnisse, Anforderungen und auch Unverträglichkeiten aufweist, können Ernährungsempfehlungen meist nicht einfach pauschal gegeben werden. Allerdings gibt es ein paar Grundbausteine, die wirklich jede und jeder beachten sollte.

Die Grundpfeiler einer gesunden und hormonfreundlichen Ernährung

1. Regionale und saisonale Früchte und Gemüse

Bevorzuge frische, nicht verarbeitete Lebensmittel, die direkt aus deiner Region kommen. Sie sind nicht nur nährstoffreicher, sondern tragen auch dazu bei, deinen ökologischen Fußabdruck zu reduzieren. Saisonales Obst und Gemüse schmeckt nicht nur besser, es enthält auch mehr Vitamine und Mineralien, die deinen Körper in jeder Zyklusphase unterstützen.

2. Die richtigen Makronährstoffe: pflanzliche Proteine, komplexe Kohlenhydrate und gute Fette
Integriere Hülsenfrüchte wie Linsen, Kichererbsen und Bohnen in deine tägliche Ernährung. Sie sind hervorragende Proteinquellen und liefern gleichzeitig wichtige Ballaststoffe. Vollkornprodukte und Pseudogetreide wie Vollkornnudeln, Saatenbrot, brauner Reis, Quinoa und Buchweizen sollten weißen Mehlprodukten vorgezogen werden. Sie sorgen für eine lang anhaltende Sättigung und stabile Blutzuckerwerte. Gute Fette, insbesondere Omega-3-Fettsäuren aus Fisch, Walnüssen und Leinsamen, unterstützen den Hormonhaushalt und wirken entzündungshemmend.

3. Vermeide Zucker und verarbeitete Lebensmittel:
Zuckerhaltige und stark verarbeitete Lebensmittel können den Blutzuckerspiegel aus dem Gleichgewicht bringen und Entzündungen fördern. Dies beeinträchtigt den Hormonhaushalt und kann auch Müdigkeit und Erschöpfung nach sich ziehen. Bereite stattdessen Mahlzeiten frisch zu und ersetze Süßigkeiten durch Bitterschokolade, Obst, Datteln oder selbst gebackenes Bananenbrot.

Darmgesundheit

Wusstest du, dass PMS-Symptome wie zum Beispiel Stimmungsschwankungen mit deinem Darm zusammenhängen können? Es ist so: Unser Darm besitzt sein eigenes (enterisches) Nervensystem, welches mit unserem Gehirn kommuniziert und über das vegetative Nervensystem mit ihm verbunden ist. Ein überlasteter Darm trägt dazu bei, Entzündungen zu fördern. Doch auch umgekehrt können wir unseren Darm beeinflussen. Von Aufregung und Nervosität, Glücksgefühlen, Stress, Verliebtheitsgefühlen bis hin zu bloßen Gedanken, all das kann deine Darmaktivität beeinflussen und zu Bauchgrummeln, Durchfall oder auch Verstopfung führen.

Unser Darm ist also viel mehr als nur ein Verdauungsorgan. Er beeinflusst deinen Hormonhaushalt, dein Immunsystem, deine Hautgesundheit, dein Gewicht, deine Stimmung, deine Psyche und einiges mehr.

Ein gesunder Darm gehört zu einem der absoluten Grundpfeiler für unsere Gesundheit.

Ob wir unsere Darmflora beeinflussen können? Und wie! Sie wird durch unsere Ernährung,[106] aber auch durch Medikamente wie die Pille oder Antibiotika, chronischen Stress, unseren Schlafrhythmus und sogar durch körperliche Aktivität beeinflusst. Wusstest du, dass ein gesundes Darmmikrobiom den Stoffwechsel, die Energieverfügbarkeit während des Trainings und die Erholung nach dem Training steigern kann?[107]

Ein intakter Darm benötigt gute Nähr- und Ballaststoffe. Wenn du dich an unsere bereits genannten »Grundpfeiler einer gesunden und hormonfreundlichen Ernährung« hältst, ist dein Darm bestens versorgt. Eine pflanzenbetonte Ernährung ist das A und O, da diese diejenigen Darmmikroben fördern, welche mit einem geringeren Risiko für häufige chronische Krankheiten wie Diabetes und Herzerkrankungen verbunden sind.

So unterstützt du deine Darmflora

Hier habe ich ein paar Empfehlungen für dich, die besonders gut für deinen Darm sind.

Ballaststoffe (Präbiotika)

Sie sind das Lieblingsessen deiner Darmbakterien. Empfohlen werden täglich etwa 25 bis 30 Gramm Ballaststoffe. Sportlerinnen und Sportler benötigen sogar mehr Ballaststoffe. Als sportlich aktive Frau kannst du dich also an der oberen Grenze orientieren. Achte darauf, die Ballaststoffaufnahme zeitlich angemessen zu planen, da diese die Verdauung verlangsamt. Deshalb solltest du ballaststoffreiche Kohlenhydrate vor dem Training, vor allem vor dem Laufen, vermeiden.

Besonders resistente Stärken, wie sie in Hülsenfrüchten, Haferflocken, Vollkornprodukten und bestimmten Gemüsesorten vorkommen, sind tolle Ballaststofflieferanten. Als hervorragende Mahlzeiten eignen sich zum Beispiel Porridge (Haferbrei) mit Beeren und Nüssen, ein Vollkornsandwich mit Gemüse und Hummus oder eine Gemüse-Quinoa-Pfanne mit Tofu.

Fermentierte Lebensmittel (Probiotika)

Probiotika sind wahre Superhelden für deinen Darm. Sie enthalten von Natur aus gesunde Bakterien, die deine Darmflora stärken. Die beste Quelle sind fermentierte Lebensmittel, die lebende Kulturen beinhalten. Wie zum Beispiel Joghurt oder Kefir. Weitere tolle Probiotikalieferanten sind Sauerkraut, Kimchi oder Miso.

Lebergesundheit

Hättest du gedacht, dass auch die Leber am hormonellen Gleichgewicht deines Körpers beteiligt ist? Die Leber ist dein ganz persönlicher Bodyguard gegen Giftstoffe, die für eine Hormondysbalance verantwortlich sein können. Sie filtert unermüdlich das Blut und schützt dich vor allem, was deinem Körper schaden könnte. Eine gut funktionierende Leber ist also unverzichtbar und sorgt dafür, dass alles im Lot bleibt und überschüssige Hormone (wie zum Beispiel das Östrogen) abgebaut werden.

Ist die Leber überlastet oder nicht funktionsfähig, gerät das Hormonrecycling durcheinander. Das kann zu einer Art Hormonstau führen. Unter anderem kann es deine Zyklusgesundheit stark beeinträchtigen – oftmals ist eine Östrogendominanz die Folge. Du bist also dafür verantwortlich, deine Leber fit und gesund zu halten.

So hältst du deine Leber in Topform

Die richtige Ernährung kann Wunder für deine Leber bewirken. Hier sind einige Lebensmittel und Tipps, die deine Leber lieben wird.

Bitterstoffe

Sie sind wahre Booster für die Lebergesundheit. Du findest sie in Löwenzahn, Artischocken, Endiviensalat, Chicorée sowie in Kreuzblütlergewächsen wie Brokkoli und Kohl.

Grünes Blattgemüse

Es ist reich an Chlorophyll, das dabei hilft, Giftstoffe aus dem Blutkreislauf zu entfernen und die Leberfunktion zu unterstützen.

B-Vitamine

Besonders Vitamin B6, B12 und Folsäure (B9) fördern die Lebergesundheit, indem sie Enzyme unterstützen, die an Entgiftungsprozessen beteiligt sind. Außerdem sind sie wichtig für die Zellteilung und die Leberregeneration.

Viel Wasser trinken
Wasser hilft der Leber bei der Entgiftung und sorgt dafür, dass alles reibungslos abläuft.

Reduziere Alkohol und verarbeitete Lebensmittel
Sie können die Leber belasten und ihre Funktion beeinträchtigen.

Was du als Sportlerin wissen musst – 5 Rules to perform better

Ich möchte dir den brandaktuellen Positionsstand der International Society of Sports Nutrition (ISSN)[108] vorstellen, der zum allerersten Mal in der Geschichte der Forschung ganz den Sportlerinnen gewidmet ist und eine umfassende Überprüfung neuester wissenschaftlicher Ergebnisse liefert. Das ISSN, eine wahre Autorität in Sachen Sporternährung, setzt neue Maßstäbe mit evidenzbasierten Empfehlungen und bietet praktische Tipps, speziell zugeschnitten auf die Bedürfnisse von Frauen im Sport.

Dieser Artikel ist ein wahrer Meilenstein in der Sporternährung und für jeden Trainer, Coach, Ernährungswissenschaftler – und natürlich besonders für dich als Sportlerin – ein unverzichtbares Werk. Die Verfasserinnen heben dabei endlich hervor, wie wichtig es ist, Ernährungsstrategien auf die einzigartigen Anforderungen von Sportlerinnen abzustimmen. Es ist ein entscheidender Schritt, um deine Leistung zu steigern und auch deine Gesundheit zu fördern. Mit diesen wertvollen Informationen wirst du der Konkurrenz immer einen Schritt voraus sein. Ich habe hier die wichtigsten Punkte für dich zusammengetragen:

1. Du brauchst ausreichend Energie

Es ist für Sportlerinnen unglaublich wichtig, den täglichen und individuellen Energiebedarf zu decken. Die ISSN weist sogar daraufhin, dass es DAS wichtigste Ziel für Sportlerinnen sein sollte, um sowohl den Anforderungen des Trainings als auch denen des alltäglichen Lebens gerecht zu werden. Eine ausreichende Energieversorgung trägt außerdem maßgeblich dazu bei, dich vor LEA und REDs zu schützen und deren schwerwiegende gesundheitlichen Folgen zu vermeiden.

Dein täglicher Energiebedarf ist so individuell wie du selbst. Aber keine Sorge, es gibt eine einfache Methode, um zumindest eine grobe Schätzung zu bekommen. Übrigens: Die meisten Fitnesstracker sind sehr ungenau und ich rate dir, dich nicht ausschließlich auf solche Wearables zu verlassen. Denke daran: Keine Formel und kein technisches Gerät kann die Realität genau abbilden – es ist sehr schwierig, den Kalorienbedarf exakt zu berechnen, da sehr viele Faktoren eine Rolle spielen. Es geht vielmehr darum, ein Gefühl für deinen persönlichen Energiebedarf zu entwickeln, der über mehrere Tage hinweg im Durchschnitt gedeckt werden sollte.

Eine sehr detaillierte Methode, welche besonders für Leistungssportlerinnen nützlich ist, bezieht die Berechnung der fettfreien Masse (FFMI) mit ein, wozu wir spezielle Messgeräte wie eine bioelektrische Waage oder einen Caliper (Körperfettzange) benötigen, was die ganze Sache zwar genauer, aber etwas komplexer macht.

Im Folgenden stelle ich dir deshalb eine etwas simplere Methode vor, welche eine einfache und allgemeine Schätzung deines Energiebedarfs für alltägliche Aktivitäten und Training bietet. Dazu benötigst du keine genauen Informationen über deine Körperzusammensetzung.

SO BERECHNEST DU DEINEN TÄGLICHEN ENERGIEBEDARF

Schritt 1: Grundumsatz berechnen

Dein Grundumsatz ist die Energiemenge, die dein Körper im Ruhezustand benötigt, um seine grundlegenden lebenserhaltenden Funktionen (wie Atmung, Zellproduktion, Nährstoffverarbeitung etc.) aufrechtzuerhalten. Eine gängige Formel zur Schätzung des Grundumsatzes ist die Harris-Benedict-Formel:

Grundumsatz (in kcal) für Frauen:
655 + (9,6 × Gewicht in kg) + (1,8 × Größe in cm) – (4,7 × Alter in Jahren)

Schritt 2: Tägliche Aktivitäten hinzurechnen

Jetzt musst du deine tägliche körperliche Aktivität berücksichtigen. Dafür gibt es den sogenannten Aktivitätsfaktor (Physical Activity Level, kurz: PAL), der von sehr leicht (z. B. Büroarbeit) bis sehr schwer (z. B. Profisport) reichen kann. Multipliziere deinen Grundumsatz mit dem Faktor, der am besten zu deinem Lebensstil passt:

Sehr leichte Aktivität:	BMR × 1,2
Leichte Aktivität:	BMR × 1,375
Moderate Aktivität:	BMR × 1,55
Starke Aktivität:	BMR × 1,725
Sehr starke Aktivität:	BMR × 1,9

Schritt 3: Auf deinen Körper hören
Nutze diese Zahlen lediglich als grobe Orientierung. Dein Körper ist dein bester Ratgeber und Kalorienzählen dabei in den allermeisten Fällen überflüssig. Beobachte, wie du dich fühlst, und passe deine Kalorienzufuhr entsprechend an. Ernährung ist kein starres System – es ist ein dynamischer Prozess, der sich deinem Leben immer wieder anpasst. Solange es nicht medizinisch erforderlich ist oder du im Profisport unterwegs bist und ein Pensum von etwa 10–12 Trainingseinheiten in der Woche ablieferst, lege ich dir ans Herz:

Zähle keine Kalorien!
Eine übermäßige Kontrolle auf die Ernährung auszuüben, kann zu Zwängen und ernsthaften Essstörungen führen. Außerdem lenkt es doch vom Wesentlichen ab: den Zeichen deines Körpers. Frage dich lieber: Was bedeuten die ständigen Heißhungerattacken? Hältst du dich wirklich an regelmäßige Mahlzeiten und eine ausreichende Nährstoff- und Energiezufuhr? Und nicht vergessen: Könnten diese Zeichen wohl mit deinem Zyklus zusammenhängen?

Carbs are the key

Ich möchte dich an dieser Stelle noch einmal auf die essenzielle Rolle von Kohlenhydraten aufmerksam machen, da sie für uns Frauen so, so wichtig sind. Wie du weißt, sind Kohlenhydrate unser Hauptenergielieferant, gerade bei intensiven Work-out-Sessions. Eine einfache und effektive

Regel ist es, bei längeren Trainingseinheiten (die über 90 Minuten hinausgehen) zwischen 30 und 60 Gramm Kohlenhydrate pro Stunde zu dir zu nehmen. Erhöht sich das Trainingsvolumen oder die Intensität, so erhöht sich auch gleichzeitig dein Energie-/Nährstoffbedarf. Falls du – was während der prämenstruellen Phase oder deiner Menstruation nicht ungewöhnlich wäre – Magen-Darm-Beschwerden hast, empfehle ich dir, dich eher am unteren Rand dieser Empfehlung zu orientieren. So sorgst du für genügend Energie, ohne deinem Verdauungssystem zu viel zuzumuten.

2. Proteine: Dein Schlüssel zu starken Muskeln und effektiver Regeneration

Protein spielt eine zentrale Rolle beim Aufbau und Erhalt deiner Muskeln sowie bei der Erholung nach dem Training. Als Faustregel kannst du dich an eine tägliche Zufuhr von 1,4–2,2 Gramm Protein pro Kilogramm Körpergewicht orientieren. Je anspruchsvoller und länger deine Trainingseinheiten sind, desto höher sollte deine Proteinaufnahme sein.

Ein weiterer Tipp für effektiven Muskelaufbau: Verteile deine Proteinaufnahme gleichmäßig über den Tag. Am besten nimmst du 3 bis 5 Proteinportionen à 0,4 Gramm pro Kilogrammkörpergewicht zu dir. Die optimalen Zeitpunkte für eine Proteinzufuhr sind vor und direkt nach dem Training sowie nachts (kurz vor dem Schlafengehen).[109] Es sichert dir eine kontinuierliche Versorgung mit den notwendigen Bausteinen für deine Muskeln und unterstützt einen effizienten Muskelaufbau.

Vielleicht glaubst du als Ausdauersportlerin, dass dein Proteinbedarf geringer sei als der von Kraftsportlerinnen. Doch das ist tatsächlich ein Irrtum. Ausdauersport fördert den Abbau von Muskelgewebe, daher ist es als Ausdauerathletin genauso essenziell, genügend Protein zu sich zu nehmen, um die verbrauchten Ressourcen zu ersetzen und die Muskeln zu erhalten.

WICHTIG: Der entscheidende Unterschied zur Proteinempfehlung bei Männern ist, dass sich die Empfehlungen im Zyklusverlauf verändern. Der weibliche Körper benötigt in der zweiten Zyklusphase mehr Protein, weshalb du dich in dieser Zeit an der oberen Grenze der Proteinempfehlung orientieren solltest.

PROTEIN IST NICHT GLEICH PROTEIN: WIE DU DAS PERFEKTE AMINOSÄUREPROFIL BEKOMMST

Aminosäuren sind die kleinen Bausteine der Proteine. Für den Aufbau und Erhalt von Muskeln sowie für andere Körperfunktionen benötigt dein Körper 20 verschiedene Aminosäuren. Davon sind 9 essenziell, was bedeutet, dass sie durch die Nahrung aufgenommen werden müssen, da der Körper sie nicht selbst herstellen kann.

Du kannst dir die Proteine im Körper wie ein Puzzle vorstellen: Jede Aminosäure ist ein Puzzleteil. Fehlen wichtige Aminosäuren, bleibt das Puzzle unvollständig und das Protein kann vom Körper nicht vollständig genutzt werden. Ohne alle 20 Aminosäuren kann der

Körper Proteine nicht effektiv für den Muskelaufbau und andere Funktionen verwenden.
Die meisten tierischen Produkte wie Fleisch, Fisch, Eier und Milchprodukte bieten in der Regel ein vollständiges Aminosäureprofil. Als Vegetarierin eignet sich beispielsweise eine Kombination aus verschiedenen Lebensmitteln wie Kartoffeln mit Ei. Und keine Sorge – auch als Veganerin kannst du durch die Kombination verschiedener Lebensmittel ein perfektes Profil erreichen. Beispielsweise kannst du Reis mit Bohnen oder Linsen kombinieren, einen Quinoasalat mit Tofu oder eine Scheibe Vollkornbrot mit Erdnussbutter.

3. Das Timing ist entscheidend

Tatsächlich spielt das Timing deiner Mahlzeiten eine größere Rolle, als du vielleicht denkst. Es geht darum, sich optimal um das Training herum mit den entsprechenden Nährstoffen zu versorgen. Dabei ist die richtige Nahrung sowohl vor, während als auch nach dem Training wichtig. Doch aufgepasst! Hier gibt es mal wieder einen entscheidenden Unterschied zwischen den Geschlechtern. Schon mal was vom anabolen Fenster oder auch »Open Window Effect« gehört?

Das »anabole Fenster«

Vereinfacht gesagt bezeichnet das anabole Fenster einen Zeitraum nach dem Training, in dem der Körper besonders aufnahmebereit für Nährstoffe ist. Die gängige Vorstellung ist, dass in dieser Phase, die nach dem Ende deines Work-outs beginnt und einige Stunden andauern kann, dein

Körper Proteine und Kohlenhydrate effizienter nutzt, um Muskeln aufzubauen und Energievorräte wieder aufzufüllen. Es fließt sozusagen erst einmal alles in deine Muskeln. Das Konzept des anabolen Fensters besagt demnach, dass es direkt nach dem Training vorteilhaft ist, den Körper mit ausreichend Kohlenhydraten und Proteinen zu versorgen, um die Speicher wieder aufzufüllen, den Muskelaufbau effektiv zu supporten und die Regeneration zu fördern. Somit kannst du übrigens auch ein anderes Fenster (das »open window for infection«) schließen. Denn wir sind direkt nach dem Training tatsächlich anfälliger für Infektionen. Mit der schnellen Aufnahme von Kohlenhydraten kannst du dem entgegenwirken.[110]

Hier gibt es wieder einen äußerst entscheidenden Unterschied zwischen den Geschlechtern. Es wurde herausgefunden, dass dieses anabole Fenster bei Frauen deutlich kürzer zu sein scheint als bei Männern. Frauen sollten deshalb schon innerhalb von 15 bis 30 Minuten nach dem Training den Körper mit den entsprechenden Nährstoffen versorgen, um von diesem Effekt optimal zu profitieren. Bei Männern ist das Fenster deutlich länger geöffnet.

Diese Erkenntnis ist wirklich von enormer Bedeutung. Denn wenn Sportlerinnen dieses Wissen nicht haben, verpassen sie eine wertvolle Gelegenheit zur Optimierung ihrer Leistung. Gleichzeitig ist es wieder einmal ein Beweis dafür, dass für Frauen nicht die gleichen Empfehlungen gelten sollten wie für Männer.

Mein persönlicher und ganz einfacher Lifehack: Nach dem Training erst in die Küche und dann unter die Dusche!

Starte mit guten Nährstoffen und genügend Energie in dein Training!

Vor dem Training: Energie tanken

Zeitpunkt & Nährwertangaben: Am besten isst du etwa 2–3 Stunden vorher eine vollwertige Mahlzeit, die alle drei Makronährstoffe (Kohlenhydrate, Proteine, Fette) enthält. Außerdem hältst du dein Energielevel oben, wenn du etwa 30–45 Minuten vorher einen Snack mit etwa 200 Kalorien, reich an Kohlenhydraten und Protein, isst.

Snack-Tipp: Selbst gemachte Riegel oder Reiswaffeln mit Nussbutter. Bei kurzem Zeitfenster vor der Trainingseinheit: Nutze flüssige Optionen wie Säfte, Smoothies oder Kohlenhydratgele.

Speziell für den Zyklus: In der Lutealphase zusätzliche Kohlenhydrate und Proteine sowie ausreichend Flüssigkeitszufuhr.

Während des Trainings: Stabilisiere dein Energielevel

Zeitpunkt & Nährwertangaben: 2–2,5 kcal/kg pro Stunde beim Laufen, bis zu 3,6 kcal/kg beim Radfahren.

Snack-Tipp: Achte auf ein ausgewogenes Verhältnis von Glucose und Fructose für eine optimale Energieaufnahme, zum Beispiel mit Bananen oder Trockenfrüchten.

Speziell für den Zyklus: Achte besonders in der Menstruations- und Lutealphase auf ausreichend Flüssigkeitszufuhr mit Elektrolyten.

Nach dem Training: Effektive Regeneration

Zeitpunkt & Nährwertangaben: Innerhalb von 30 Minuten 1,2 Gramm Kohlenhydrate und 0,32–0,38 Gramm Protein pro Kilogramm Körpergewicht.

Für eine 60 Kilogramm schwere Sportlerin bedeutet das:
Kohlenhydrate: 1,2 g × 60 kg = 72 g Kohlenhydrate
Proteine: 0,35 g × 60 kg = 21 g Proteine

Snack-Tipp: Direkt nach dem Training eignet sich ein selbst gemachter Proteinshake aus einer Banane (etwa 27 Gramm Kohlenhydrate), 250 Milliliter (Hafer-)Milch (20 Gramm Kohlenhydrate) und Proteinpulver (ca. 20–25 Gramm Proteine). Für zusätzliche Kohlenhydrate können Haferflocken und Nussmus hinzugegeben werden.

Speziell für den Zyklus: Leucin ist eine Aminosäure, die besonders wichtig für Frauen in der Lutealphase, zur Unterstützung des Muskelaufbaus und der Regeneration, ist. Leucinreiche Lebensmittel sind zum Beispiel Nüsse oder Milchprodukte.

4. Elektrolyte

Es ist besonders wichtig, dass du auf deine Flüssigkeitsaufnahme achtest, insbesondere beim Training oder Wettkampf. Ein wichtiger Aspekt dabei ist die Hyponatriämie, ein Zustand, bei dem der Natriumgehalt im Blut zu niedrig ist. Das kann während oder nach dem Sport auftreten, häufig als Folge von übermäßigem Trinken ohne ausreichenden Elektrolytersatz. Als Frau bist du hierfür besonders anfällig, nicht zuletzt wegen deines geringeren Körpergewichts, der längeren Wettkampfzeiten im Vergleich zu Männern und aufgrund hormoneller Schwankungen, die den Wasser- und Elektrolythaushalt beeinflussen.

Ein besonders drastisches Beispiel für die Bedeutung eines ausgeglichenen Elektrolyte-Haushalts ist der Fall einer Teilnehmerin des Boston-Marathons im Jahr 2002. Cynthia Lucero, eine 28-jährige Athletin, kollabierte während des Marathons und verstarb später an Hyponaträmie. Sie hatte offenbar während des Rennens zu viel Wasser getrunken und dabei den wichtigen Elektrolytersatz vernachlässigt. Dieser extreme Fall unterstreicht, wie entscheidend eine angemessene Hydratation und Elektrolytbalance sind – besonders bei Ausdauerwettkämpfen und bei warmen Temperaturen.

5. Leistungsfördernde Nahrungsergänzungsmittel

Wenn du im Leistungssport aktiv bist, sind leistungsfördernde Nahrungsergänzungsmittel vermutlich besonders interessant für dich. Tatsächlich nutzen Frauen insgesamt mehr Nahrungsergänzungsmittel als Männer.[111] Mehr als die Hälfte der Sportlerinnen nehmen mindestens einmal im Monat Nahrungsergänzungsmittel (von Mikronährstoffpräparaten bis zu Kräuter- und Pflanzenstoffen) zu sich.[112]

Doch leider steckt die frauenspezifische Forschung, besonders zu den anerkannten Sportergänzungsmitteln (wie Beta-Alanin, Koffein, Kreatin, Natriumbicarbonat), noch in den Kinderschuhen. Bei Sportlerinnen führt das mal wieder zu einem Mangel an Wissen und Aufklärung über die Verwendung und Dosierung von solchen Nahrungsergänzungsmitteln. Fest steht allerdings, dass wir hierzu dringend spezielle Richtlinien brauchen.

Was wir bislang wissen: Es gibt gute Belege dafür, dass Koffein, Eisen, Kreatin und Beta-Alanin auch bei Frauen besonders vielversprechend sind.[113, 114] Bei Koffein scheint es hinsichtlich der leistungssteigernden Effekte nur geringfügige Unterschiede zwischen den Geschlechtern zu geben. Bei Frauen kam es im Vergleich zu Männern zu einem stärkeren Blutdruckanstieg, aber zu geringeren Herzfrequenzveränderungen. Auch ß-Alanin, eine Aminosäure, die die Bildung von Carnosin im Körper unterstützt (was als Puffer gegen den Anstieg von Milchsäure während intensiver körperlicher Aktivität gilt), erweist sich als leistungssteigernde Substanz für Sportlerinnen.[115, 116]

KREATIN – EIN POWER-BOOSTER FÜR DEINE MUSKELN?

Kreatin ist momentan in aller Munde in der Welt der Sportwissenschaft, und es gibt spannende neue Erkenntnisse, die gerade für dich als aktive Frau interessant sein können.

Besonders aufschlussreich ist eine Studie,[117] die sich mit der Wirkung von Kreatin während der Lutealphase auseinandersetzt: Wie du schon weißt, kann in der Lutealphase deine Sprintleistung und Erholungsfähigkeit nachlassen. Und genau hier kann Kreatin einen Unterschied machen. In der Studie konnte festgestellt werden, dass die Einnahme von Kreatin in dieser Phase helfen kann, diese natürlichen Leistungsschwankungen auszugleichen. Das bedeutet, dass Kreatin nicht nur deine Muskeln kräftigt, sondern auch deine gesamte sportliche Leistung über deinen Zyklus hinweg stabilisieren könnte.

Kreatin ist übrigens mehr als nur ein Muskel-Booster. Um die vollen Vorteile auszuschöpfen, wie eine verbesserte Muskelproteinsynthese, Unterstützung beim Muskelzellwachstum, Regulierung von Glykogen und Kalzium sowie die Verringerung von oxidativem Stress und Entzündungen, empfehlen Experten eine tägliche Einnahme von 3 bis 5 Gramm.[118]

Für postmenopausale Frauen ist Kreatin besonders interessant, da es nicht nur die Muskeln unterstützt, sondern auch zur Knochengesundheit und mentalen Fitness beiträgt. In dieser Lebensphase kann eine etwas höhere Dosierung von Kreatin, etwa 0,3 Gramm pro Kilogramm Körpergewicht pro Tag, besonders vorteilhaft sein.

ICH FINDE, DIESE THEMATIK IST GANZ WICHTIG. VOR ALLEM, DAMIT MAN EINE SENSIBILITÄT BEI DEN SPIELERINNEN SCHAFFT, DASS SIE OFFEN DARÜBER SPRECHEN KÖNNEN. ICH GLAUBE, VIELE HABEN BESCHWERDEN RUND UM DIE PERIODE, ABER TRAUEN SICH NICHT, DAS ZU KOMMUNIZIEREN. BEI UNS IST DAS GAR KEIN PROBLEM, WEIL JEDER OFFEN DARÜBER REDEN KANN.

FC-Bayern-Athletiktrainer Hamid Masoum Beygi[119]

Q&A-Special

Abschließend ein kurzes Q&A-Special mit den am häufigsten gestellten und auch am heißesten diskutierten Fragen aus der FEMNETIC-Community, die zwar etwas über das Thema zyklusbasiertes Training und zyklusbasierte Ernährung hinausgehen, aber eine ausführliche und wissenschaftlich fundierte Antwort unbedingt verdient haben.

Warum geht die Rechnung nicht auf?

Vielleicht warst du auch schon mal in der Situation: Du möchtest ein paar überschüssige Pfunde verlieren, isst weniger – bewegst dich mehr, aber so richtig will das Abnehmen einfach nicht funktionieren? Ich stelle immer wieder fest, dass Frauen meist zu wenig Kalorien aufnehmen – und das dauerhaft. Die Unzufriedenheit mit der eigenen Figur sorgt dabei leider meist jedoch nicht für ein Umdenken und einen liebevolleren Umgang mit sich selbst. Das Ergebnis sind sogar häufig noch mehr Verzicht und exzessiver Sport.

Erst vor Kurzem hatte ich eine junge Frau bei mir im Coaching, die mir verzweifelt von ihrem gescheiterten Versuch abzunehmen berichtete und das Gespräch mit den Worten »Die Rechnung geht einfach nicht auf« begann. Was sie damit meint: Sie nahm deutlich weniger Kalorien am Tag zu sich, als sie verbrauchte, ging so gut wie jeden Tag ins Fitnessstudio und war damit fast durchgehend im Energiedefizit. »Ganz egal, wie hart ich trainiere, ich werde die Pfunde einfach nicht los.« Ein Problem, von dem viele Frauen berichten. Eine Kalorienrestriktion, um abzunehmen, klingt zwar logisch, prinzipiell sinnvoll und richtig angewendet funktioniert es in vielen Fällen auch. Doch hier ist der Punkt. Es funktioniert nicht immer, besonders nicht für Frauen. Außerdem gibt es ein paar Dinge dabei zu beachten.

Doch ich möchte hier gar nicht erst in die Welt der »Wie erreiche ich meine Bikinifigur« eintauchen, sondern dir lediglich aufzeigen, warum diese Formel und bestimmte Ernährungsstrategien nicht immer aufgehen oder gar das Gegenteil erreichen. Und hier kommt wieder die weibliche Physiologie ins Spiel.

Denn das Problem mit der einfachen Kalorien-Defizit-Logik liegt darin, dass sie die Komplexität des weiblichen Körpers und insbesondere die Reaktion der Hormone auf Nahrungsrestriktion nicht berücksichtigt. Wenn du weniger isst (und dich noch zusätzlich mehr bewegst), steigt dein Cortisolspiegel, welcher den Fettstoffwechsel beeinträchtigt. Anstatt Fett zu verbrennen, schaltet der Körper in einen Sparmodus, um Energie zu bewahren.[120] Dazu kommt, dass die weiblichen Geschlechtshormone auf Kalorienrestriktion sehr sensibel reagieren können. Das kann zu hormonellen Ungleichgewichten führen, die nicht nur das Abnehmen erschweren, sondern auch zu Zyklusstörungen und anderen gesundheitlichen Problemen führen können.

Ein weiterer Faktor ist die Anpassung des Stoffwechsels an eine langfristige Nahrungseinschränkung. Dein Körper lernt, mit weniger auszukommen, und verlangsamt den Stoffwechsel, dein Grundumsatz sinkt und macht das Abnehmen somit noch schwieriger.

Deshalb gilt die gängige Empfehlung bei Restriktionsdiäten, täglich nicht weniger als 300 bis 500 Kalorien unter dem täglichen Energiebedarf zu essen. Insgesamt liegt ein gesunder Gewichtsverlust bei etwa 0,5 bis maximal 1 Kilogramm pro Woche.[121] Jedoch bedeutet es bei Stoffwechselproblemen eine Kursänderung. Was das heißt?

Du solltest tatsächlich mehr essen. Mit einer Kalorienreduktion, Low Carb oder noch härterem Training schießt du deinen Stoffwechsel nur noch mehr ins Aus.

Auch gynäkologische Erkrankungen wie das polyzystische Ovar-Syndrom (PCOS)[122] oder Schilddrüsenprobleme[123] können das Abnehmen erschweren. Diese Erkrankungen beeinflussen den Hormonhaushalt und damit auch den Stoffwechsel, was zu einem Plateau oder sogar einer Gewichtszunahme, trotz Kaloriendefizit, führen kann. Vielen Frauen ist oftmals gar nicht bewusst, dass sie von hormonellen Störungen betroffen sind, weshalb solche Erkrankungen im ersten Schritt (mittels ärztlicher Untersuchung) ausgeschlossen werden sollten.

Abschließend möchte ich dir noch von der sogenannten Set-Point-Theorie[124] berichten. Diese besagt, dass jeder Körper ein individuelles »Wohlfühlgewicht« hat und der Körper sein Gewicht durch seinen eigenen »Set-Point« reguliert. Dieser Punkt wird durch eine Kombination aus Genetik, Stoffwechsel, Hormonen und vielleicht sogar frühen Lebenserfahrungen bestimmt. Dein Körper wird versuchen, dieses Gewicht zu halten, was bedeutet, dass extreme Diäten und starke Gewichtsschwankungen oft nur von kurzer Dauer sind.

Abnehmen ist also mehr als eine einfache Gleichung von Kalorienaufnahme und -verbrauch, besonders wenn es um deinen weiblichen Körper geht. Es geht dabei immer um langfristige Veränderungen in Ernährung und Lebensstil, und zwar um diese, die auf deine individuellen Bedürfnisse und Gesundheit abgestimmt sind.

MEINE TIPPS

Hol deinen Körper aus dem Kampf- oder Fluchtmodus!
Das ist auf jeden Fall besser, als täglich harte Work-outs durchzuballern und deinen Cortisolspiegel in die Höhe zu schießen. Gönne deinem Körper genug Zeit für Regeneration: Ausgiebige Spaziergänge durch den Wald, Dehnübungen oder Schwimmen sind gute Alternativen.

Geh nicht nüchtern trainieren!
Besonders die Ernährung vor und nach dem Training spielt eine entscheidende Rolle für Gesundheit und Leistung.

Iss dich satt und iss regelmäßig!
Gib deinem Körper die Energie, die er benötigt – natürlich durch gesunde Lebensmittel, um deinen Stoffwechsel wieder in Schwung zu bekommen und deinen Blutzuckerspiegel konstant zu halten.

Wie effektiv ist Nüchterntraining wirklich?

In der Fitness- und Leistungssportwelt wird Nüchterntraining praktiziert, um den Fettstoffwechsel anzukurbeln, die Ausdauerperformance zu verbessern und Körperfett zu reduzieren. Es ist jedoch ein heiß diskutiertes Thema, deshalb möchte ich dir aus wissenschaftlicher Sicht ein paar wichtige Hinweise dazu geben.

Es gibt verschiedene Konzepte des Nüchterntrainings, aber wir wollen es nicht noch komplizierter machen und schauen uns dabei das »Train low«-

Konzept genauer an. »Train low« bedeutet, dass du mit niedrigen Glykogenspeichern trainierst, typischerweise morgens auf nüchternen Magen. Dabei nutzt dein Körper vorrangig Fettreserven als Energiequelle. Klingt vielversprechend, aber stimmen die Theorien mit der Realität überein?

Forschungen[125] deuten darauf hin, dass Nüchterntraining tatsächlich den Fettstoffwechsel fördern kann. Der Körper greift also schneller auf Fettreserven anstatt Kohlenhydrate zurück, was für den Ausdauersport von Vorteil ist. Trotz der Theorie zeigen Studien keine Vorteile für die sportliche Performance.

Die Forschung zeigt ganz klar, dass Sportlerinnen und Sportler mit gefüllten Glykogenspeichern leistungsfähiger sind.[126]

In einer Untersuchung wurde festgestellt, dass beim Laufen auf nüchternen Magen der Muskelabbau zweifach so groß war, verglichen mit den Sportlern, die vorher aßen.[127] Bei wiederholtem Nüchterntraining kann das zu einem Verlust an Muskelmasse und Kraft führen.

Nicht jede Person reagiert gleich auf Nüchterntraining. Besonders groß ist der Unterschied zwischen den Geschlechtern. Männer scheinen deutlich besser auf Nüchterntraining zu reagieren als Frauen. Für Frauen kann es (insbesondere in der Lutealphase) zu Stressreaktionen führen, mit negativen Auswirkungen auf die Hormonbalance und Gesundheit. Bereits kürzere Phasen mit zu niedriger Energieversorgung (wie beim Training auf leeren Magen) können deinen Zyklus durcheinanderbringen, das Verletzungsrisiko und die Infektanfälligkeit erhöhen.

LIEBER KEIN NÜCHTERNTRAINING!

Du brauchst aufgefüllte Glykogenspeicher!
Das gilt besonders für Leistungssportlerinnen: Wenn du Leistung bringen willst, brauchst du aufgefüllte Glykogenspeicher – Nüchterntraining empfehle ich also nie!

Kein Nüchterntraining in der Lutealphase!
Vermeide das vor allem in der Lutealphase. Es kann im schlimmsten Fall Zyklusstörungen auslösen.

Keine gute Idee, wenn du abnehmen willst!
Für einen Gewichtsverlust ist es nicht unbedingt der Weg zum Ziel.

Wenn du es (besonders im Freizeitsport) nicht immer schaffst, morgens zu frühstücken, ist Nüchterntraining ab und an auch in Ordnung – solange du damit bislang keine schlechten Erfahrungen gemacht hast.

Mein Tipp: Wenn du frühmorgens nichts essen kannst, dann versuche es doch mal in flüssiger Form. Ein leichter Smoothie oder eine Banane mit etwas Erdnussbutter können deine Energielevel deutlich pushen. Außerdem empfiehlt es sich, dein Sportgetränk während des Trainings mit etwas Kohlenhydraten, durch einen Saft oder spezielle kohlenhydratreiche Nahrungsergänzungsmittel aufzupimpen.

Sind Nahrungsergänzungsmittel sinnvoll oder Geldmacherei?

In der Welt der Gesundheit und Fitness sind Nahrungsergänzungsmittel ein Dauerbrenner. Aber sind sie wirklich notwendig oder ist das nur rausgeschmissenes Geld? Klar ist: Kein Supplement der Welt kann eine schlechte Ernährung wettmachen. Dein Essen ist dein Kraftstoff – und der muss stimmen!

Eine bunte, ausgewogene Ernährungsweise bringt normalerweise alle Nährstoffe mit, die du brauchst. Echte Lebensmittel sollten deshalb IMMER die erste Wahl sein. Aber es gibt auch Ausnahmen. Denn manche von uns brauchen mehr von bestimmten Nährstoffen, wie Sportlerinnen, die ihre Muskeln ordentlich fordern und einen erhöhten Proteinbedarf haben, oder Frauen in den Wechseljahren, die ebenfalls zusätzliches Protein sowie Kalzium und Vitamin D benötigen. Dann kann es schwierig werden, diesen Mehrbedarf rein über die Ernährung zu decken.

Auch die Tatsache, dass viele unserer heutigen Lebensmittel nicht mehr so nährstoffreich sind wie früher, da sie stark verarbeitet werden. Zum Teil werden sie aber auch falsch gelagert oder zubereitet. Ein Beispiel: Wenn du dein Gemüse zu Tode kochst, sagt Vitamin C »Tschüss!«. Oder die Leinsamen für dein Omega-3 – super Sache, aber nur, wenn sie frisch gemahlen und dunkel gelagert werden.

Bevor du jetzt in den Supplement-Laden rennst: Check erst mal, ob du wirklich einen Mangel hast. Ein Arztbesuch oder ein Mikronährstofftest können Klarheit bringen. Oft fühlen wir uns einfach gut, wenn wir Geld in unsere Gesundheit investieren. Außerdem ist es ein sehr bequemer Weg: Wir müssen ja nur eine Kapsel schlucken. Das Ergebnis ist manchmal jedoch nur – na ja, teurer Urin, da wir nur eine bestimmte Menge aufnehmen können und den Rest ausscheiden.

Und Vorsicht: Auch eine Überdosierung an bestimmten Vitaminen und Mikronährstoffen ist möglich, was fatale Auswirkungen auf unsere Gesundheit haben kann. Zudem sind nicht alle Präparate von guter Qualität. Sie unterscheiden sich in Reinheit, Wirksamkeit und Nachhaltigkeit.

Bei der Einnahme gilt zu beachten, dass die meisten Nahrungsergänzungsmittel vorzugsweise während der Mahlzeiten eingenommen werden, um ihre Absorption zu verbessern und mögliche Magenbeschwerden zu minimieren. Falls du als Sportlerin auf Wettkämpfen unterwegs bist, solltest du außerdem darauf achten, dass sie den Anti-Doping-Bestimmungen entsprechen, da nicht alle Nahrungsergänzungsmittel so streng getestet werden. Ein hilfreicher Anhaltspunkt kann hier die Kölner Liste sein.

Es gibt ein paar spezifische Nährstoffe, die ich Sportlerinnen teilweise als Supplement empfehle. Das sind Vitamin D, Omega-3-Fettsäuren und Eisen. Vitamin D ist aufgrund der geringen Sonneneinstrahlung in den Wintermonaten oft mangelhaft, während Omega-3-Fettsäuren durch ihre entzündungshemmenden Eigenschaften sowohl die Regeneration nach dem Training als auch Zyklusbeschwerden positiv beeinflussen können. Eisen ist ein weiterer wichtiger Nährstoff, besonders für menstruierende und sportlich aktive Frauen. Eine Supplementierung sollte jedoch immer auf Basis eines festgestellten Mangels erfolgen.

Der Schlüssel ist dein Teller voller bunter Lebensmittel! Supplements sind kein Zaubermittel, sondern das Sahnehäubchen, wenn wirklich etwas fehlt.

Koffein – Leistungsbooster oder Hormonkiller?

Koffein, die weltweit am häufigsten konsumierte Stimulanz, ist ein heiß diskutiertes Thema im Sport und in der Gesundheitswelt. Der doppelte Espresso scheint ein fester Bestandteil vor intensiven Trainingseinheiten, vor allem im Ausdauersport, zu sein. Auch Fitnessinfluencerinnen machen es vor: Morgens einen schwarzen Kaffee auf leeren Magen und los geht's mit dem Work-out.

Koffein erfreut sich in allen Sportarten als leistungssteigernde Substanz großer Beliebtheit und wurde erst im Jahr 2004 von der offiziellen Dopingliste gestrichen. Nicht ohne Grund, denn viele Studien belegen die leistungssteigernde Wirkung von Koffein, weshalb es in fast allen Pre-Work-out-Supplements, sogenannten »Boostern« enthalten ist. Zwar wird die verführerische Stimulanz im Sport gefeiert, doch es steht in der Kritik, den Hormonhaushalt negativ zu beeinflussen. Von Hormonexpertinnen wird es zum Teil sogar als »Hormongift« deklariert. Wer hat nun recht?

Bevor wir uns dieser Debatte widmen, schauen wir uns die Wirkungsweise von Koffein genauer an: Es blockiert die Adenosinrezeptoren im Gehirn. Adenosin wirkt normalerweise dämpfend auf das Nervensystem, indem es die Freisetzung von erregenden Neurotransmittern drosselt, wodurch wir uns müde fühlen. Indem Koffein Adenosin blockiert, hemmt es dessen beruhigende Wirkung, was zu gesteigerter Wachsamkeit und Aufmerksamkeit führt. Zusätzlich beeinflusst Koffein weitere Rezeptoren im Gehirn, was zur Freisetzung von anregenden Neurotransmittern wie Dopamin, Adrenalin und Noradrenalin führt. Sie wirken auf unser zentrales Nervensystem und erhöhen Herzfrequenz und Blutdruck. Kurz gesagt: Koffein kann Ermüdungserscheinungen unterdrücken und uns einen extra Motivations-, Konzentrations- und Energiekick geben.

Nun kommen wir aber zur anderen Seite der Medaille. Denn hohe Dosen von Koffein können Unruhe, Nervosität, Schlaflosigkeit und weitere unangenehme Nebenwirkungen verursachen und den Cortisolspiegel erhöhen. In sehr schweren Fällen können Kopfschmerzen, Angstzustände und Panikattacken die Folge sein. Durch diese dauerhaften Nebenwirkungen kann der Cortisolspiegel dauerhaft erhöht sein, was wiederum das Hormonsystem aus dem Gleichgewicht bringt. Besonders die weiblichen Reproduktionshormone reagieren empfindlich darauf.

Wichtig zu wissen ist, dass die Koffeinverträglichkeit sehr individuell ist. Damit hast du vermutlich selbst schon Erfahrung gemacht. Wenn du bisher keine Probleme mit Koffein hattest und ein großer Kaffeefan bist wie ich, habe ich ein paar Tipps, wie du ihn verantwortungsvoll genießen kannst.

MEINE TIPPS

Die Dosis macht das Gift!
Die EFSA (European Food Safety Authority) bewertet 400 Milligramm Koffein täglich für gesunde Erwachsene als unbedenklich. Das entspricht etwa vier Tassen Kaffee.

Warte etwa eine Stunde nach dem Aufstehen!
Morgens ist der Cortisolspiegel ohnehin schon erhöht. Hormonexpertinnen empfehlen nach dem Aufstehen etwas zu warten und den Kaffee oder Schwarztee nicht auf nüchternen Magen zu trinken.

Wenn, dann richtig!
Um von dem leistungssteigernden Effekt von Koffein beim Sport zu profitieren, benötigst du etwa 3–6 Milligramm pro Kilogramm Körpergewicht. Diese Dosis wurde in verschiedenen Untersuchungen[128, 129] zur Verbesserung der Ausdauerleistungsfähigkeit verwendet und ist allgemein anerkannt. Das ist tatsächlich eine ganze Menge! Für eine 65 Kilogramm schwere Sportlerin entspricht das etwa mindestens 2,5–5 Espresso-Shots.

Extra-Tipp für alle Kaffee-Junkies:
Achte darauf, Kaffee zeitlich von deinen Mahlzeiten zu trennen. Kaffee enthält Tannine, also Gerbstoffe, die die Aufnahme von Mikronährstoffen wie Eisen beeinträchtigen können. Um das Beste aus deiner Ernährung herauszuholen, empfehle ich, zwischen Kaffee und Mahlzeiten etwa 30 Minuten Abstand zu halten.

Ist zyklusbasierte Ernährung nicht etwas übertrieben?

Diese Frage hat ganz klar ihre Berechtigung. Auf den ersten Blick mag das als übertriebene Feinjustierung erscheinen – da bin ich ganz bei dir. Stell dir vor, du müsstest jeden Tag prüfen, in welcher Zyklusphase du bist, um dann passende Lebensmittel auszuwählen – das klingt nach einer ziemlichen Herausforderung und weniger nach Freude am Essen. Doch darum geht es auch nicht, wie du in den vergangenen Kapiteln gesehen hast. Bei zyklusbasierter Ernährung geht es darum, ein Verständnis dafür zu entwickeln, was für deinen Körper funktioniert und welche spezifischen Bedürfnisse er hat.

Zwar steckt die wissenschaftliche Evidenz zur zyklusbasierten Ernährung noch in den Kinderschuhen (außerdem ist die Forschung dazu wahnsinnig komplex), allerdings zeigen einige Untersuchungen, dass bestimmte Lebensmittel die hormonelle Gesundheit fördern und Zyklusstörungen und -beschwerden deutlich reduziert werden können.[130,131]

Auch im Hinblick gynäkologischer Erkrankungen wie Endometriose und PCOS hat sich eine zyklusbewusste Ernährungsweise als äußerst hilfreich erwiesen.[132,133]

Da sich unser Nährstoffbedarf im Zyklusverlauf verändert und wir unseren Körper durch einfache Tipps und Tricks unterstützen können, finde ich eine Ernährungsweise, die die besonderen Bedürfnisse der weiblichen Physiologie beachtet, sehr sinnvoll. Ich kann es jeder Frau nur empfehlen. Es hat meine eigenen Zyklusprobleme wie PMS deutlich verbessert und ich fühle mich seitdem viel wohler.

MEINE TIPPS

Kontinuität ist entscheidend

Der erste Schritt ist es, über den gesamten Zyklus hinweg eine ausgewogene, hormonfreundliche Ernährung zu praktizieren. Ein häufiger Fehler ist, Ernährungstipps erst anzuwenden, wenn es bereits zu spät ist. Beispielsweise helfen Magnesium oder Omega-3-Fettsäuren nicht gegen Periodenkrämpfe, wenn du erst zu Beginn deiner Blutung damit beginnst. Sie sollten nämlich kontinuierlich etwa eine Woche vorher eingenommen werden.

Mach es nicht zu kompliziert:
Dein Körper ist schlauer, als du denkst!
Unser Organismus scheint oft intelligenter, als uns bewusst ist, denn oft greifen wir instinktiv zu Lebensmitteln, die genau die Nährstoffe enthalten, die unser Körper gerade benötigt. Zum Beispiel könnte dein Verlangen nach Schokolade auf einen Magnesiummangel hindeuten, da besonders dunkle Schokolade reich an diesem Mineral ist. Der plötzliche Heißhunger auf Chips, die viel Salz enthalten, könnte wiederum ein Hinweis auf einen Natriummangel sein. Bestimmt ist dir auch schon mal aufgefallen, dass du an Tagen, an denen du Sport treibst oder körperlich aktiver bist, mehr Hunger hast, da dein Körper versucht, den erhöhten Energiebedarf auszugleichen. Diese natürlichen Neigungen zeigen, wie sehr unser Körper bemüht ist, sich selbst ins Gleichgewicht zu bringen. Daher ist es wichtig, auf diese Signale zu achten und sie zu verstehen.

Beachte die Zyklusphasen
Besonders in der Menstruations- sowie Lutealphase lohnt es sich, bewusste Ernährungsentscheidungen zu treffen. Um beispielsweise den Mehrbedarf an Energie in der Lutealphase zu decken sowie den erhöhten Verlust an Eisen während der Menstruationsphase auszugleichen, kannst du deinem Körper durch die richtige Lebensmittelauswahl etwas Gutes tun. Außerdem lassen sich durch entsprechende Ernährungsanpassungen Zyklusstörungen und -beschwerden vorbeugen und deutlich reduzieren.

Seed Cycling: Lässt sich durch Samen der Zyklus regulieren?

Vielleicht hast du auch schon von dem neuesten Ernährungstrend für Frauen, dem »Seed Cycling«, gehört – ob durch Social Media oder durch die Empfehlung der Triathlon-Ikone Laura Philipp. Viele fragen sich zu Recht, ob diese Methode wirklich wirkt. Deshalb möchte ich hier etwas Licht ins Dunkel bringen.

Seed Cycling basiert auf dem Konzept, bestimmte Samen in die Ernährung zu integrieren, um die entsprechenden Hormone während der verschiedenen Phasen des Menstruationszyklus zu unterstützen. In der ersten Zyklusphase bis zum Eisprung werden östrogenfördernde Samen wie Leinsamen oder Kürbiskerne (etwa 2 Teelöffel am Tag) konsumiert. In der zweiten Zyklusphase sollen Samen zur Unterstützung von Progesteron, wie Sonnenblumen- oder Sesamsamen, in die Nahrung integriert werden. Diese Samen sind reich an essenziellen Fettsäuren (wie Omega-3), die für die reguläre Hormonproduktion notwendig sind. Sie sollen damit also den Hormonhaushalt regulieren sowie Zyklusstörungen und -beschwerden vorbeugen. In der Theorie klingt das vielversprechend, wissenschaftliche Belege für die Wirksamkeit fehlen allerdings. Im Internet sind jedoch eine Menge an positiven Erfahrungsberichten zu finden.

Die Samen enthalten übrigens nicht nur essenzielle Fettsäuren, sondern sind reich an Vitaminen, Ballaststoffen und wertvollen Mikronährstoffe wie Magnesium, Eisen und Zink. Sie besitzen antioxidative und entzündungshemmende Eigenschaften und können das Risiko für Herz-Kreislauf-Erkrankungen, hohe Cholesterinwerte und Bluthochdruck senken. Trotz fehlender Studien zu Seed Cycling konnte jedoch in einigen Untersuchungen eine hormonelle Wirkung der Samen festgestellt werden. Denn die Samen (besonders der Leinsamen) enthalten sogenannte Phytoöstrogene, welche den Östrogenspiegel ausgleichen können und außerdem krebshemmende Eigenschaften aufweisen.[134]

Fassen wir also zusammen: Seed Cycling ist eine interessante Methode, die potenziell zur Unterstützung der Hormongesundheit beitragen kann. Wichtig ist allerdings, dass sie keine medizinische Behandlung ersetzen darf. Bei starken Zyklusstörungen ist ärztliche Unterstützung notwendig, wobei Seed Cycling zusätzlich zur Hormonregulation beitragen könnte.

MEIN TIPP

Ich persönlich integriere die Samen so gut wie täglich in meine Ernährung, auch unabhängig von der Zyklusphase, da sie so viele wichtige Nährstoffe liefern. Sie schmecken nicht nur gut, sondern sind vielseitig einsetzbar – im Müsli, im Shake nach dem Training oder als Topping auf Salat und Curry.

Was tun, wenn die Periode auf einen Wettkampftag fällt?

Das Szenario, bei dem die Menstruation genau auf einen entscheidenden Wettkampftag fällt, ist für viele Sportlerinnen ein bekanntes Thema. Ich möchte dich beruhigen: Es gibt keinen Grund zur Panik, und mit der richtigen Vorbereitung kannst du dieser Herausforderung gelassen entgegensehen. Denn Frauen können auch in dieser speziellen Phase des Zyklus Außergewöhnliches leisten.

Ein beeindruckendes Beispiel hierfür ist Paula Redcliffe. Die Langstreckenläuferin zeigte eindrucksvoll, dass die Menstruation der sportlichen Höchstleistung nicht im Wege stehen muss. Im Jahr 2002 erreichte sie beim Chicago-Marathon nicht nur ihre Bestform, sondern stellte sogar einen neuen Weltrekord auf – und das während ihrer Periode. Trotz Magenkrämpfen im letzten Drittel des Rennens bewies sie Willensstärke und Durchhaltevermögen. Ihre Meinung dazu: »I broke the world record, so it can't be that much of a hindrance. But undoubtedly that's why I had a cramped stomach in the final third of the race and didn't feel as comfortable as I could have done.«

Ihre Botschaft ist klar: Die Menstruation ist eben kein unausweichliches Hindernis. Darüber hinaus gibt es zahlreiche Faktoren, die die Leistung am Wettkampftag beeinflussen können. Neben körperlichen Aspekten wie Fitness und Gesundheitszustand spielen mentale Stärke, Stressmanagement und eine durchdachte Ernährungsstrategie eine entscheidende Rolle. Insbesondere während der Menstruation ist es von zentraler Bedeutung, die Signale des eigenen Körpers zu deuten und entsprechende Vorbereitungen zu treffen.

MEINE TIPPS

Zyklusbasiertes Training und zyklusbasierte Ernährung als Schlüssel
Das stellt die absolute Grundlage dar. Somit weißt du, an welchem Zyklustag der Wettkampf stattfindet, und kannst dich entsprechend darauf vorbereiten, ohne am Wettkampftag von deiner Periode überrascht zu werden.

Vorbereitung ist alles

Sollten Schmerzen vorhersehbar sein, könntest du vorab die Einnahme von Schmerzmitteln in Erwägung ziehen und es gegebenenfalls mit deiner Gynäkologin oder deinem Arzt absprechen. Auch wenn ich kein Fan von Schmerzmitteln bin, könnten sie im Ausnahmefall sinnvoll sein. Zusätzlich kannst du in den Tagen zuvor sowie am Wettkampftag selbst Techniken zur Stressreduzierung anwenden, wie beispielsweise Yoga oder Atemübungen. Das wird dir helfen, mögliche Schmerzen zu lindern und dich mental auf den Wettkampf vorzubereiten.

Die richtige Ernährung

Stelle sicher, dass du deine Ernährung im Vorfeld anpasst, um deinen Körper optimal zu unterstützen. Konzentriere dich auf nährstoffreiche Lebensmittel, die Entzündungen reduzieren und Energie liefern. Vermeide es außerdem, direkt vor dem Wettkampf neue Nahrungsmittel oder Supplements zu testen, um unerwünschte Reaktionen wie Verdauungsprobleme zu verhindern.

Mentale Einstellung

Verinnerliche, dass die Periode kein Hindernis für sportliche Höchstleistungen darstellt. Erinnere dich an die Beispiele von Spitzenathletinnen. Ein Wettkampf ist außerdem ein Ausnahmezustand, wobei dein Körper Stresshormone wie Adrenalin und Cortisol ausschüttet, welche helfen, Schmerzen zu überschatten und dich besser fokussieren zu können. Ein starkes Mindset und eine positive Einstellung ist der richtige Weg zum Erfolg!

SEITDEM ICH AUF ERNÄHRUNG UND BEWEGUNG ACHTE, BEMERKE ICH KAUM NOCH NEGATIVE SCHWANKUNGEN. SCHMERZEN HABE ICH PRAKTISCH KEINE. PMS HAUT MANCHMAL REIN, SODASS ICH ZIEMLICH EMOTIONAL WERDE, ABER DAS WARS.

Vivien

SCHLUSSWORT: Dein Körper ist dein bester Ratgeber

Vielleicht hast du dir mit dem Kauf dieses Buchs erhofft, konkrete Trainings- und Ernährungspläne, angepasst an deinen Zyklus, zu bekommen. Verstehe ich – wäre ja auch zu schön gewesen. Doch so einfach ist es eben nicht. Ich hoffe allerdings, dass ich dir hiermit zeigen konnte, wie wichtig es ist, seinen Zyklus nicht nur besser verstehen zu lernen, sondern ihn auch im Training und Alltag als Verbündeten zu integrieren.

Wir stehen vielleicht noch am Anfang einer langen Reise, um diese Erkenntnisse in die weite Welt (besonders großer Gesundheits- und Sportinstitutionen) sowie in jeden Aspekt unseres täglichen Lebens zu tragen. Das kann ich auch durch die Arbeit bei FEMNETIC bestätigen. Dieses Wissen befähigt dich, persönliche Veränderungen zu bewirken. Egal ob du mit Sportlerinnen zusammenarbeitest oder die Informationen für dich selbst nutzt.

Die Bedeutung frühzeitiger Aufklärung kann nicht genug betont werden. Es ist ein Fundament, auf dem ein lebenslanges Wohlbefinden und eine harmonische Beziehung zum eigenen Körper aufgebaut werden kann. Neben der Aufklärung und einem liebevollen Umgang mit dem eigenen Körper sollte, besonders im Leistungssport, eine adäquate gynäkologische Anbindung und Leistungsdiagnostik gegeben sein, um Sportlerinnen zu schützen und langfristige gesundheitliche Folgen zu vermeiden. Es ist ebenso die Verantwortung von Coaches, Bewusstsein zu schaffen und für die Gesundheit ihrer Athletinnen einzustehen. Dieses Bewusstsein gilt es nicht nur im Leistungssport zu fördern, denn jede Frau, ob sportlich aktiv oder nicht, kann von einem besseren Verständnis ihres Körpers profitieren.

Mit diesem Buch habe ich versucht, eine Brücke zu schlagen zwischen wissenschaftlichen Erkenntnissen und alltäglicher Anwendung, wohlwissend, dass sich wissenschaftliche Empfehlungen entwickeln und verändern werden. Mich persönlich treibt das gerade an – dass es eben nicht in Stein gemeißelt ist. Es erfordert nun mal, auf dem neuesten Stand zu bleiben und offen für neue Erkenntnisse zu sein.

Fest steht jedoch: Zyklusbasiertes Training und zyklusbasierte Ernährung sind definitiv kein neuer Fitnesstrend. Es gibt zahlreiche körperliche Unterschiede zwischen Mann und Frau und ein großer dabei ist eben der weibliche Zyklus. Bislang wurde in der Forschung darauf nur leider zu wenig Rücksicht genommen. Wir stehen längst an der Schwelle zu einem notwendigen Wandel in der Welt des Sports und der Gesundheit. Die Integrierung geschlechtsspezifischer und personalisierter Ansätze sind nicht nur wichtig, sie sind essenziell für unseren Fortschritt.

Zum Schluss möchte ich dir noch eines mit auf den Weg geben: Dein Körper ist dein bester Ratgeber. Das Bewusstsein für die eigenen körperlichen Vorgänge zu schärfen, ist der erste Schritt zu einem gesünderen und erfüllteren Leben. Ich hoffe, dass dieses Buch dir dabei geholfen hat, diesen Schritt zu machen, und dass du nun mit neuen Erkenntnissen und Vertrauen in die Kraft deines eigenen Körpers ausgestattet bist.

Danksagung

Ich weiß gar nicht, wo ich mit meiner Danksagung anfangen soll. Ich beginne einfach mal am Ursprung des Ganzen: der Zeitpunkt meiner Masterarbeit. Ich möchte meinem Betreuer und meinen vielen Probandinnen danken, die mir ermöglicht haben, zu dem Thema zu forschen. Durch euch habe ich außerdem verstanden, wie groß der Bedarf an Aufklärung ist.

Einer Probandin möchte ich dabei einen ganz besonderen Dank aussprechen: Petra Kuhn. Gemeinsam haben wir 2021 FEMNETIC ins Leben gerufen, und ich bin unglaublich dankbar für den Weg, der sich dadurch eröffnet hat. Petras grandiose Arbeit und Energie, die sie als frisch gebackene Mama in unser Projekt gesteckt hat, waren für mich (besonders auch während meines Schreibprozesses) eine unverzichtbare Stütze.

Außerdem danke ich von ganzem Herzen meiner Familie und meinen Freunden, die mich sowohl hinsichtlich FEMNETIC als auch des Buches unterstützen und an mich und meine Visionen glauben. Ohne euren Support wüsste ich manchmal gar nicht, wie ich das alles stemmen könnte.

Zum Schluss gilt mein Dank dem Komplett-Media-Verlag, insbesondere Verena und Diana, die mir die wunderbare Möglichkeit eröffnet haben, dieses Thema weiter voranzutreiben und aus dem Buch das Beste herauszuholen.

SEITDEM ICH MEINEN ZYKLUS IM TRAININGSPLAN BEACHTE, HAT SICH EINIGES VERÄNDERT. ES GEHT MIR BESSER. ICH GEHE VIEL LIEBER INS TRAINING. WÄHREND MEINER PMS-PHASE STRESSE ICH MICH BEISPIELSWEISE NICHT LÄNGER UND GÖNNE MEINEM KÖRPER RUHE. AN MEINER TRAININGSLEISTUNG UND MEINEM GEWICHT MUSSTE ICH DABEI KEINE ABSTRICHE MACHEN. BIN SO FROH UM DIESE ERKENNTNISSE!

Helena

Glossar

Aerob
Bezieht sich auf Prozesse oder Übungen, die Sauerstoff benötigen, um Energie zu erzeugen, typischerweise bei längerer, moderater Aktivität.

Amenorrhö
Das Ausbleiben der Menstruation im gebährfähigen Alter (über drei Monate).

Aminosäuren
Die Bausteine von Proteinen, die für den Muskelaufbau, die Reparatur von Körpergewebe und die Herstellung von Enzymen und Hormonen essenziell sind.

Anabol
Bezeichnet den Aufbau von Körpergewebe (und die Speicherung von Energie), oft im Kontext von Muskelwachstum und -erholung.

Androgene
Eine Gruppe von Hormonen, die vorwiegend männliche Geschlechtsmerkmale fördern und sowohl bei Männern als auch bei Frauen eine Rolle in der Regulierung von Libido, Knochenmasse und Muskelkraft spielen.

Anovulatorischer Zyklus
Ein Menstruationszyklus, in dem kein Eisprung stattfindet.

Antioxidativ
Eigenschaften von Substanzen, die Zellschäden durch freie Radikale verhindern oder minimieren können.

Basaltemperatur
Die Körpertemperatur im Ruhezustand, auch: Aufwachtemperatur.

Dopamin
Ein Neurotransmitter, der für Belohnung und Motivation im Gehirn verantwortlich ist.

Dysmenorrhö
Sehr starke Regelschmerzen.

Endometriose
Eine Erkrankung, bei der Gewebe, das der Gebärmutterschleimhaut ähnelt, außerhalb der Gebärmutter wächst.

Endometrium
Die Schleimhaut der Gebärmutter, die sich während des Menstruationszyklus aufbaut und bei Nichteintritt einer Schwangerschaft wieder abgestoßen wird.

Evidenzbasiert
Praktiken oder Empfehlungen, die auf wissenschaftlichen Beweisen basieren, um Wirksamkeit und Sicherheit zu gewährleisten.

FSH (follikelstimulierendes Hormon)
Ein Hormon, das die Reifung von Eizellen und die Produktion von Spermien fördert.

GABA-System (Gamma-Aminobuttersäure)
Ein Hauptneurotransmittersystem, das im Gehirn eine beruhigende Wirkung hat, indem es die Erregbarkeit von Nervenzellen herabsetzt.

Gelbkörper (Corpus luteum)
Eine temporäre Drüse, die nach dem Eisprung im Eierstock entsteht.

Gender Data Gap
Die Lücke in Forschungsdaten, die entsteht, wenn Studien überwiegend mit einem Geschlecht (männlichen Teilnehmern) durchgeführt werden.

Gender Gap
Unterschiede in der Gleichstellung von Frauen und Männern.

Gender Reserach Gap
Geschlechterlücke bezogen auf verschiedene Ressourcen wie Ausrüstung und Fachpersonal.

Glykogenspeicher
Energiespeicher in Muskeln und Leber, die Glukose in Form von Glykogen speichern.

GnRH (Gonadotropin-Releasing-Hormon)
Ein Hormon, das die Freisetzung von FSH und LH aus der Hypophyse stimuliert, ein Schlüsselregulator der Fortpflanzungsfunktion.

HIIT (Hochintensives Intervalltraining)
Eine Trainingsmethode, die durch kurze, intensive Trainingssequenzen (Intervallen), gefolgt von kurzen Pausen (unvollständiger Erholungsphasen), gekennzeichnet ist.

Hyponatriämie
Ein Zustand, bei dem der Natriumgehalt im Blut ungewöhnlich niedrig ist.

Hypophyse
Eine kleine Drüse unterhalb des Gehirns, die Hormone produziert, die viele Körperfunktionen regulieren, einschließlich Wachstum und Reproduktion.

Hypothalamus
Eine übergeordnete »Schaltzentrale« des Gehirns, der viele lebenswichtige Funktionen wie Wasser-, Salzhaushalt, Blutdruck und die Kontrolle über die Hypophyse steuert.

Infradian
Ein Rhythmus, der länger als ein Tag dauert, zum Beispiel der weibliche Menstruationszyklus.

Katabol
Bezieht sich auf den Abbau von Körpergewebe, bei dem Energie freigesetzt wird, oft im Zusammenhang mit Muskelabbau oder Gewichtsverlust.

Kognition
Die mentalen Prozesse, die mit Wahrnehmung, Gedächtnis, Urteilsvermögen und Entscheidungsfindung zusammenhängen.

Koordination
Die Fähigkeit, Bewegungen präzise und effizient auszuführen, oft im Zusammenhang mit sportlicher Leistung.

LEA (Low Energy Availability)
Bezeichnet einen Zustand, bei dem die Energiezufuhr nach Abzug des Energieverbrauchs durch körperliche Aktivität nicht ausreicht, um die grundlegenden physiologischen Funktionen aufrechtzuerhalten.

Lipide
Eine Gruppe von Substanzen, die Moleküle wie Fette, Öle und auch Vitamine (A, D, E, K), Hormone und Bestandteile von Zellmembranen umfassen.

LH (luteinisierendes Hormon)
Ein Hormon, das bei Frauen den Eisprung und bei Männern die Testosteronproduktion stimuliert.

Metaanalyse
Eine wissenschaftliche Methode, die Daten aus mehreren Studien zusammenfasst.

Motorische Fähigkeiten
Fähigkeiten, die für die Ausführung von Bewegungen und körperlicher Aktivität notwendig sind, einschließlich Kraft, Ausdauer, Schnelligkeit, Koordination und Beweglichkeit.

Neuromuskulär
Bezieht sich auf die Interaktion zwischen Nervensystem und Muskeln, die Bewegung ermöglicht.

Neurotransmitter
Chemische Botenstoffe, die Signale im Gehirn und im Nervensystem übertragen.

Noradrenalin
Ein Neurotransmitter und Hormon, das an der Regulation von Blutdruck, Aufmerksamkeit und Stressreaktionen beteiligt ist.

Oligomenorrhö
Unregelmäßige Menstruationszyklen, die länger als üblich dauern.

PCOS (Polycystisches Ovarialsyndrom)
Eine hormonelle Störung, die durch unregelmäßige Menstruationen, erhöhte Androgen-Spiegel und/oder polyzystische Eierstöcke gekennzeichnet ist.

Perimenopause
Die Übergangsphase vor der Menopause, gekennzeichnet durch Veränderungen im Menstruationszyklus und typischen Wechseljahresbeschwerden.

Phytoöstrogene
Natürlich vorkommende pflanzliche Verbindungen, die ähnliche Wirkungen wie das menschliche Östrogen haben und in Lebensmitteln wie Soja und Leinsamen zu finden sind.

PMDS (prämenstruelle dysphorische Störung)
Eine schwere Form des PMS mit starken psychischen Symptomen wie Depressionen.

PME (prämenstruelle Exazerbation)
Die Verschlimmerung bestehender psychischer oder physischer Erkrankungen in der prämenstruellen Phase.

PMS (prämenstruelles Syndrom)
Eine Reihe von körperlichen und emotionalen Symptomen (über 150), die in der zweiten Hälfte des Menstruationszyklus auftreten.

Präbiotika
Nahrungsbestandteile, die nicht verdaut werden können und selektiv das Wachstum oder die Aktivität von gesundheitsfördernden Bakterien im Darm stimulieren.

Probiotika

Lebende Mikroorganismen, vorkommend in fermentierten Lebensmitteln, die, wenn sie in angemessenen Mengen eingenommen werden, gesundheitliche Vorteile bieten, indem sie das Gleichgewicht der Darmflora fördern.

Prostaglandine

Lipidverbindungen, die aus Fettsäuren synthetisiert werden und in nahezu allen Geweben und Organen vorkommen. Sie spielen eine Schlüsselrolle bei der Regulation verschiedener physiologischer Funktionen wie Entzündungen, Schmerzen, Fieber, Blutgerinnung und Reproduktion.

Prostaglandine-Serie 2

Die am häufigsten vorkommenden Prostaglandine, welche besonders für ihre Rolle bei der Förderung von Entzündungen, Schmerzen und Fieber bekannt sind.

Proteinsynthese

Der Prozess, bei dem Zellen Proteine basierend auf den Anweisungen der DNA herstellen, ein fundamentaler Mechanismus des Zellwachstums und der Reparatur.

Serotonin

Ein Neurotransmitter, der eine wichtige Rolle bei der Regulierung von Stimmung, Schlaf, Appetit und Schmerzempfinden spielt.

Zervixschleim

Eine Flüssigkeit, die von den Drüsen im Gebärmutterhals produziert wird (und deren Konsistenz und Menge sich im Lauf des Menstruationszyklus verändert, was dem Fortpflanzungsprozess dient).

Zirkadian

Bezieht sich auf biologische Prozesse, die einem etwa 24-stündigen Rhythmus folgen wie der Schlaf-Wach-Rhythmus des menschlichen Körpers.

„JE MEHR WIR UNS GEGENSEITIG DARÜBER AUSTAUSCHEN UND BESTÄRKEN, DESTO BESSER! DER ZYKLUS UND DIE MENSTRUATION SIND EINFACH WICHTIGE INDIKATOREN DER GESUNDHEIT UND EIN WEG, WIE DER KÖRPER MIT UNS KOMMUNIZIERT. LERNEN WIR ENDLICH, WIEDER MEHR AUF IHN ZU HÖREN.“

Laura

FEMNETIC

Werde Teil der FEMNETIC- Community!

Du möchtest dein Wissen über zyklusbasiertes Training und zyklusbasierte Ernährung in die Praxis umsetzen oder weiter vertiefen? Die FEMNETIC Akademie bietet dir die perfekte Plattform. Werde Teil einer Gemeinschaft, die sich der Förderung der weiblichen Gesundheit verschrieben hat.

Bist du bereit, den nächsten Schritt zu gehen?

Scanne die QR-Codes für mehr Infos und entdecke, wie du durch unsere Ausbildung zum FEMNETIC Female Health Coach deine Kenntnisse und deine Leidenschaft zur Profession machen kannst. Folge uns außerdem auf Instagram für deine tägliche Dosis Inspiration.

FEMNETIC-Homepage

FEMNETIC Female Health Coach

Instagram-Account

Quellen

1. www.citizen.co.za/sport/chinas-zheng-girl-things-end-french-open-bid/
2. https://ausopen.com/articles/news/female-new-wave-zheng-qinwen
3. OTS. (2019). Internationale Befragung über den Zusammenhang von Menstruation und Sport zeigt: Frauen mangelt es an Informationen und Aufklärung. www.ots.at/presseaussendung/OTS_20190328_OTS0253/internationale- befragung-ueber-den-zusammenhang-von-menstruation-und-sport-zeigt-frauen- mangelt-es-an-informationen-und-aufklaerung-foto
4. von Rosen, P., Ekenros, L., Solli, G. S., Sandbakk, Ø., Holmberg, H. C., Hirschberg, A. L. & Fridén, C. (2022). Offered Support and Knowledge about the Menstrual Cycle in the Athletic Community: A Cross-Sectional Study of 1086 Female Athletes. International journal of environmental research and public health, 19(19), 11932. https://doi.org/10.3390/ijerph191911932
5. Mountjoy, M., Ackerman, K. E., Bailey, D. M., Burke, L. M., Constantini, N., Hackney, A. C., Heikura, I. A., Melin, A., Pensgaard, A. M., Stellingwerff, T., Sundgot-Borgen, J. K., Torstveit, M. K., Jacobsen, A. U., Verhagen, E., Budgett, R., Engebretsen, L. & Erdener, U. (2023). 2023 International Olympic Committee's (IOC) consensus statement on Relative Energy Deficiency in Sport (REDs). British journal of sports medicine, 57(17), 1073–10974.
6. Mountjoy, M., Sundgot-Borgen, J., Burke, L., Ackerman, K. E., Blauwet, C., Constantini, N., Lebrun, C., Lundy, B., Melin, A., Torstveit, M. K. & Budgett, R. (2018). International Olympic Committee (IOC) Consensus statement on relative energy deficiency in sport (red-s): 2018 update. International Journal of Sport Nutrition and Exercise Metabolism, 28(4), 316–331.
7. Logue, D. M., Madigan, S. M., Melin, A., Delahunt, E., Heinen, M., Donnell, S. M. & Corish, C. A. (2020). Low Energy Availability in Athletes 2020: An Updated Narrative Review of Prevalence, Risk, Within-Day Energy Balance, Knowledge, and Impact on Sports Performance. Nutrients, 12(3), 835.
8. Beals, K. A. & Manore, M. M. (2002). Disorders of the female athlete triad among collegiate athletes. International Journal of Sport Nutrition and Exercise Metabolism, 12(3), 281–293.
9. Joy, E., Kussman, A., Nattiv, A. (2016). 2016 update on eating disorders in athletes: A comprehensive narrative review with a focus on clinical assessment and management. British Journal of Sports Medicine, 50(3), 154–162.

10. Gimunová, M., Paulínyová, A., Bernaciková, M. & Paludo, A. C. (2022). The Prevalence of Menstrual Cycle Disorders in Female Athletes from Different Sports Disciplines: A Rapid Review. International journal of environmental research and public health, 19(21), 14243.
11. Chloewilliamson. (2023b). A bad situation made worse: low carbohydrate intake amplifies low energy availability hormonal disturbances. BJSM blog – social media's leading SEM voice. https://blogs.bmj.com/bjsm/2023/08/14/a-bad-situation-made-worse-low-carbohydrate-intake-amplifies-low-energy-availability-hormonal-disturbances/
12. Koehler, K., Williams, N. I., Mallinson, R. J., Southmayd, E. A., Allaway, H. C. M. & De Souza, M. J. (2016). Low resting metabolic rate in exercise-associated amenorrhea is not due to a reduced proportion of highly active metabolic tissue compartments. American Journal of Physiology-Endocrinology and Metabolism, 311(2), E480–E487.
13. Lodge, M. T., Ward-Ritacco, C. L. & Melanson, K. J. (2023). Considerations of Low Carbohydrate Availability (LCA) to Relative Energy Deficiency in Sport (REDs) in Female Endurance Athletes: A Narrative Review. Nutrients, 15(20), 4457.
14. Mountjoy, M., Sundgot-Borgen, J., Burke, L. et al. (2014). The IOC consensus statement: beyond the Female Athlete Triad—Relative Energy Deficiency in Sport (REDs). British Journal of Sports Medicine, 48(7), 491–497.
15. Lodge, M. T., Ward-Ritacco, C. L. & Melanson, K. J. (2023). Considerations of Low Carbohydrate Availability (LCA) to Relative Energy Deficiency in Sport (REDs) in Female Endurance Athletes: A Narrative Review. Nutrients, 15(20), 4457.
16. Keen, A. D., Drinkwater, B. L. (1997). Irreversible bone loss in former amenorrheic athletes. Osteoporosis International, 7(4), 311–315. https://doi.org/10.1007/BF01623770
17. Mountjoy, M., Sundgot-Borgen, J., Burke, L. et al. (2014). The IOC consensus statement: beyond the Female Athlete Triad—Relative Energy Deficiency in Sport (REDs). British Journal of Sports Medicine, 48(7), 491–497.
18. Wells, C. L. (1991). Women. Sport and Performance: A physiolopical Perspective. 25(4), 1991.
19. Alexander, M. J. L. (1996). Comparison of Biomechanical Aspects of Performance in Male and Female Athletes. 15 International Symposium on Biomechanics in Sports, 25–44.

20. Emami, M. J., Ghahramani, M. H., Abdinejad, F. & Namazi, H. (2007). Q-angle: an invaluable parameter for evaluation of anterior knee pain. Archives of Iranian medicine, 10(1), 24–26.
21. Parsons, J. L., Coen, S. E., Bekker, S. (2021). Anterior cruciate ligament injury: towards a gendered environmental approach. British journal of sports medicine, 55(17), 984–990. https://doi.org/10.1136/bjsports-2020-103173
22. Wolf, J. M., Cannada, L., Van Heest, A. E., O'Connor, M. I. & Ladd, A. L. (2015). Male and female differences in musculoskeletal disease. The Journal of the American Academy of Orthopaedic Surgeons, 23(6), 339–347. https://doi.org/10.5435/JAAOS-D-14-00020
23. Soligard, T., Myklebust, G., Steffen, K. et al. (2008). Comprehensive warm-up programme to prevent injuries in young female footballers: cluster randomised controlled trial. BMJ, 337, a2469.
24. Soligard, T., Myklebust, G., Steffen, K. et al. (2008). Comprehensive warm-up programme to prevent injuries in young female footballers: cluster randomised controlled trial. BMJ, 337, a2469.
25. Tarnopolsky, M. A. (2000). Sex differences in exercise metabolism and the role of 17-beta estradiol. Medicine and Science in Sports and Exercise, 32(4), 864–870.
26. Joyner, M. J. (1993). Physiological limiting factors and distance running: influence of gender and age on record performances. Exercise and Sport Sciences Reviews, 21, 103–133.
27. High estrogen: Causes, symptoms, dominance & treatment. Cleveland Clinic. (n. d.). Retrieved January 15, 2023, from https://my.clevelandclinic.
28. Behan, M., Wenninger, J. M. (2008). The respiratory stimulant effect of progesterone. Respiratory Physiology & Neurobiology, 164(1–2), 10–18.
29. Devries, M. C. (2016). Sex-based differences in endurance exercise muscle metabolism: Impact on exercise and nutritional strategies to optimize health and performance in women. Experimental Physiology, 101(2), 243–249. https://doi.org/10.1113/EP085369
30. Bassett, A. J., Ahlmen, A., Rosendorf, J. M., Romeo, A. A., Erickson, B. J. & Bishop, M. E. (2020). The biology of sex and sport. JBJS Reviews, 8(3), 1–8.
31. Draper, C. F., Duisters, K., Weger, B. et al. (2018). Menstrual cycle rhythmicity: metabolic patterns in healthy women. Scientific reports, 8(1), 14568.
32. Metcalfe, R. S., Babraj, J. A., Fawkner, S. G. & Vollaard, N. B. J. (2012). Towards the minimal amount of exercise for improving metabolic health: Beneficial effects

of reduced-exertion high-intensity interval training. European Journal of Applied Physiology, 112(7), 2767–2775.

33. Laurent, C. M., Green, J. M., Bishop, P. A., Sjökvist, J., Schumacker, R. E., Richardson, M. T. & Curtner-Smith, M. (2010). A practical approach to monitoring recovery: Development of a perceived recovery status scale. Journal of Strength and Conditioning Research, 24(3), 620–628.
34. Laurent, C. M., Vervaecke, L. S., Kutz, M. R. & Green, J. M. (2014). Sex differences in cortisol response and recovery in the deadlift exercise. Journal of Strength and Conditioning Research, 28(7), 2007–2017.
35. Römer, T. (2012). Der normale menstruelle Zyklus der Frau. In Der Gynäkologe (Vol. 45, No. 9, S. 681–692). Springer-Verlag.
36. IOC. (2020). FACTSHEET WOMEN IN THE OLYMPICC MOVEMENT UPDATE – Oktober 2020.
37. Brosel, J., Metzner, J., Schmitt, L. (2021). Sportlerinnen fordern in SWR-Umfrage: Periode im Trainingsplan berücksichtigen. www.swr.de/sport/frauen-im- sport/hat-die-periode-einen-einfluss-auf-die-sportlichkeit-100.html
38. Bassett, A. J., Ahlmen, A., Rosendorf, J. M., Romeo, A. A., Erickson, B. J., Bishop, M. E. (2020). The biology of sex and sport. JBJS Reviews, 8(3), 1–8.
39. Cowley, E. S., Olenick, A. A., McNulty, K. L., & Ross, E. Z. (2021). »Invisible Sportswomen«: The Sex Data Gap in Sport and Exercise Science Research. Women in Sport and Physical Activity Journal, 29(2), 146–151.
40. Smith, E. S., McKay, A. K. A., Ackerman, K. E., Harris, R., Elliott-Sale, K. J., Stellingwerff, T. & Burke, L. M. (2022). Methodology Review: A Protocol to Audit the Representation of Female Athletes in Sports Science and Sports Medicine Research. International journal of sport nutrition and exercise metabolism, 32(2), 114–127.
41. Insurance Institute for Highway Safety. (n. d.). Vehicle choice, crash differences help explain greater injury risks for women. Abgerufen von www.iihs.org/news/detail/vehicle-choice-crash-differences-help-explain-greater-injury-risks-for-women
42. Cenko, E., Yoon, J., Kedev, S., Stankovic, G., Vasiljevic, Z., Krljanac, G., Kalpak, O., Ricci, B., Milicic, D., Manfrini, O., van der Schaar, M., Badimon, L. & Bugiardini, R. (2018). Sex Differences in Outcomes After STEMI: Effect Modification by Treatment Strategy and Age. JAMA internal medicine, 178(5), 632–639.
43. Motluk, A. (2006, 17. Januar). Aspirin protects men's hearts and women's brains. New Scientist. Abgerufen von www.newscientist.com/article/dn8598-aspirin-protects-mens-hearts-and-womens-brains/

44. Oosthuyse, T., Bosch, A. N. (2010). The Effect of the Menstrual Cycle on Exercise Metabolism. Sports Medicine, 40(3), 207–227.
45. Sterzing, T. & Althoff, K. (2010). Begründung eines Frauenfußballschuhs. Orthopädieschuhtechnik. 22–27. Sims, E. L., Hardaker, W. M. & Queen, R. M. (2008). Gender differences in plantar loading during three soccer-specific tasks. British journal of sports medicine, 42(4), 272–277.
46. Meignié, A., Duclos, M., Carling, C., Orhant, E., Provost, P., Toussaint, J. F. & Antero, J. (2021). The Effects of Menstrual Cycle Phase on Elite Athlete Performance: A Critical and Systematic Review. Frontiers in Physiology, 12(May).
47. Rizor, E. J., Babenko, V. et al. (2023). Menstrual cycle-driven hormone concentrations co-fluctuate with white and grey matter architecture changes across the whole brain. bioRxiv, 2023.10.09.561616. https://doi.org/10.1101/2023.10.09.561616
48. Frank-Herrmann, P. (2006). 28 Tage sind nicht die Regel. Ärztliche Praxis Gynäkologie 5, 30–32.
49. Frank-Herrmann, P., Gnoth C., Baur S., Strowitzki T. & Freundl G. (2005). Determination of the fertile window: reproduductive competence of women – eureopean cycle databasis. Gynecol Endocrinol 20, 305–312.
50. Martin, D., Sale, C., Cooper, S. B. & Elliott-Sale, K. J. (2018). Period Prevalence and Perceived Side Effects of Hormonal Contraceptive Use and the Menstrual Cycle in Elite Athletes. International journal of sports physiology and performance, 13(7), 926–932.
51. Bruinvels, Georgie, Goldsmith, E., Blagrove, R., Simpkin, A., Lewis, N., Morton, K., Suppiah, A., Rogers, J. P., Ackerman, K. E., Newell, J. & Pedlar, C. (2020). The Prevalence and frequency of menstrual cycle symptoms are associated with availability to train and compete: A study of 6812 exercising women recruited using the Strava exercise app. British Journal of Sports Medicine, 55(8), 438–443.
52. McNulty, K. L., Elliott-Sale, K. J., Dolan, E., Swinton, P. A., Ansdell, P., Goodall, S., Thomas, K. & Hicks, K. M. (2020). The Effects of Menstrual Cycle Phase on Exercise Performance in Eumenorrheic Women: A Systematic Review and Meta-Analysis. Sports Medicine, 50(10), 1813–1827. https://doi.org/10.1007/s40279-020-01319-3
53. Hausmann, M., Slabbekoorn, D., Van Goozen, S. H., Cohen-Kettenis, P. T. & Güntürkün, O. (2000). Sex hormones affect spatial abilities during the menstrual cycle. Behavioral Neuroscience, 114(6), 1245–1250.

54. Parazzini, F., Di Martino, M. & Pellegrino, P. (2017). Magnesium in the gynecological practice: a literature review. Magnesium research, 30(1), 1–7. https://doi.org/10.1684/mrh.2017.0419
55. Ong, J. L. & Brownlee, I. A. (2017). Energy Expenditure, Availability, and Dietary Intake Assessment in Competitive Female Dragon Boat Athletes J. sports.
56. Markofski, M. M. & Braun, W. A. (2014). Influence of menstrual cycle on indices of contraction-induced muscle damage. Journal of strength and conditioning research, 28(9), 2649–2656.
57. Bruinvels, Georgie, Goldsmith, E., Blagrove, R., Simpkin, A. et al. (2020). The Prevalence and frequency of menstrual cycle symptoms are associated with availability to train and compete: A study of 6812 exercising women recruited using the Strava exercise app. British Journal of Sports Medicine, 55(8), 438–443. https://doi.org/10.1136/bjsports-2020-102792
58. Reis, E., Frick, U. & Schmidtbleicher, D. (1995). Frequency variations of strength training sessions triggered by the phases of the menstrual cycle. International Journal of Sports Medicine, 16(8), 545–550.
59. Herzberg, S. D., Motu'apuaka, M. L., Lambert, W., Fu, R., Brady, J. & Guise, J. M. (2017). The effect of menstrual cycle and contraceptives on ACL injuries and laxity: A Systematic Review and Meta-analysis. Orthopaedic Journal of Sports Medicine, 5(7), 1–10. https://doi.org/10.1177/2325967117718781
60. Souza, L. B. De, Martins, K. A., Cordeiro, M. M., Rodrigues, Y. D. S., Rafacho, B. P. M. & Bomfim, R. A. (2018). Do Food Intake and Food Cravings Change during the Menstrual Cycle of Young Women? Revista Brasileira de Ginecologia e Obstetricia, 40(11), 686–692.
61. Vickie Curtis, C. J. K., Henry, E., Birch, A. & Ghusain-Choueiri. (1996). Intraindividual variation in the basal metabolic rate of women: Effect of the menstrual cycle. American Journal of Human Biology, 8(5), 631–639.
62. Devries, M. C. (2016). Sex-based differences in endurance exercise muscle metabolism: Impact on exercise and nutritional strategies to optimize health and performance in women. Experimental Physiology, 101(2), 243–249. https://doi.org/10.1113/EP085369
63. Hughes, S. M., Levy, C. N., Katz, R. et al. Consortium for Assessing Immunity Across the Menstrual Cycle (2022). Changes in concentrations of cervicovaginal immune mediators across the menstrual cycle: a systematic review and meta-analysis of individual patient data. BMC medicine, 20(1), 353.

64. Brosel, J., Metzner, J., & Schmitt, L. (2021). Sportlerinnen fordern in SWR-Umfrage: Periode im Trainingsplan berücksichtigen. www.swr.de/sport/frauen-im-sport/hat-die-periode-einen-einfluss-auf-die-sportlichkeit-100.html
65. Rael, B., Alfaro-Magallanes, V. M., Romero-Parra, N., Castro, E. A., Cupeiro, R., Janse de Jonge, X. A. K., Wehrwein, E. A. & Peinado, A. B. (2021). Menstrual Cycle Phases Influence on Cardiorespiratory Response to Exercise in Endurance-Trained Females. International journal of environmental research and public health, 18(3), 860.
66. Janse DE Jonge, X. A., Thompson, M. W., Chuter, V. H., Silk, L. N. & Thom, J. M. (2012). Exercise performance over the menstrual cycle in temperate and hot, humid conditions. Medicine & Science in Sports & Exercise, 44(11), 2190–2198. Hunter, S. K. (2016). Sex differences in fatigability of dynamic contractions. Experimental Physiology, 101(2), 250–255.
67. Hunter, S. K. (2016). Sex differences in fatigability of dynamic contractions. Experimental Physiology, 101(2), 250–255.
68. Fridén, C. (2004). Neuromuscular performance and balance during the menstrual cycle and the influence of premenstrual symptoms (S. Departments of Surgical Sciences and Woman and Child Health, Karolinska Institutet and the University College of Physical Education and Sports, Stockholm (Hrsg.)). Karolinska University Press. https://openarchive.ki.se/xmlui/handle/10616/38957
69. Meignié, A., Duclos, M., Carling, C., Orhant, E., Provost, P., Toussaint, J. F. & Antero, J. (2021). The Effects of Menstrual Cycle Phase on Elite Athlete Performance: A Critical and Systematic Review. Frontiers in Physiology, 12(May).
70. Rad, M., Sabzevary, M. & Dehnavi, Z. (2018). Factors associated with premenstrual syndrome in female high school students. Journal of Education and Health Promotion, 7(1), 64.
71. Witt, C. M., Reinhold, T., Brinkhaus, B., Roll, S., Jena, S., & Willich, S. N. (2008). Acupuncture in patients with dysmenorrhea: A randomized controlled trial. American Journal of Obstetrics and Gynecology, 198(2), 166.e1–166.e8.
72. Eshetu, N., Abebe, H., Fikadu, E. et al. (2022). Premenstrual syndrome, coping mechanisms and associated factors among Wolkite university female regular students, Ethiopia, 2021. BMC women's health, 22(1), 88. https://doi.org/10.1186/s12905-022-01658-5
73. Armour, M., Parry, K., Manohar, N. et al. (2020). The prevalence and academic impact of dysmenorrhea in 21,573 young women: A systematic review and meta-analysis. Journal of Women's Health, 29(8), 1161–1171.

74. Pickles, V. R., Hall, W. J., Best, F. A. & Smith, G. N. (1965). Prostaglandins in endometrium and menstrual fluid from normal and dysmenorrheic subjects. British Journal of Obstetrics and Gynaecology, 72(2), 185–192.
75. Witt, C. M., Reinhold, T., Brinkhaus, B., Roll, S., Jena, S. & Willich, S. N. (2008). Acupuncture in patients with dysmenorrhea: A randomized controlled trial. American Journal of Obstetrics and Gynecology, 198(2), 166.e1–166.e8.
76. Rakhshaee, Z. (2011). Effect of three yoga poses (cobra, cat and fish poses) in women with primary dysmenorrhea: A randomized clinical trial. Journal of Pediatric and Adolescent Gynecology, 24(4), 192–196.
77. Rahbar, N., Asgharzadeh, N. & Ghorbani, R. (2012). Effect of omega-3 fatty acids on intensity of primary dysmenorrhea. International Journal of Gynecology & Obstetrics, 117(1), 45–47.
78. Bordoni, A., Danesi, F., Dardevet, D. et al. (2017). Dairy products and inflammation: A review of the clinical evidence. Critical Reviews in Food Science and Nutrition, 57(12), 2497–2525.
79. Ozgoli, G., Goli, M. & Moattar, F. (2009). Comparison of effects of ginger, mefenamic acid, and ibuprofen on pain in women with primary dysmenorrhea. The Journal of Alternative and Complementary Medicine, 15(2), 129–132.
80. Rahnama, P., Montazeri, A., Huseini, H. F., Kianbakht, S. & Naseri, M. (2012). Effect of Zingiber officinale R. rhizomes (ginger) on pain relief in primary dysmenorrhea: A placebo randomized trial. BMC Complementary and Alternative Medicine, 12, 92.
81. Facchinetti, F., Borella, P., Sances, G., Fioroni, L., Nappi, R. E. & Genazzani, A. R. (1991). Oral magnesium successfully relieves premenstrual mood changes. Obstetrics & Gynecology, 78(2), 177–181.
82. Trivelli, M. R., Biglia, C., Castagno, A. & Chiara, G. (1995). Sports and adolescence: the effect of competitive athletics on menstrual function. Minerva ginecologica, 47(4), 133–141.
83. Scheid, J. L. & De Souza, M. J. (2010). Menstrual irregularities and energy deficiency in physically active women: The role of ghrelin, PYY and adipocytokines. Medicine and Sport Science, 55, 82–102. https://doi.org/10.1159/000321974
84. Yonkers, K. A. & Simoni, M. K. (2018). Premenstrual disorders. American journal of obstetrics and gynecology, 218(1), 68–74. https://doi.org/10.1016/j.ajog.2017.05.045

85. Yonkers, K. A., & Simoni, M. K. (2018). Premenstrual disorders. American journal of obstetrics and gynecology, 218(1), 68–74. https://doi.org/10.1016/j.ajog.2017.05.045
86. Mishra, S., Elliott, H. & Marwaha, R. (2023). Premenstrual Dysphoric Disorder. In StatPearls. StatPearls Publishing.
87. Mohebbi Dehnavi, Z., Jafarnejad, F. & Sadeghi Goghary, S. (2018). The effect of 8 weeks aerobic exercise on severity of physical symptoms of premenstrual syndrome: a clinical trial study. BMC women's health, 18(1), 80. https://doi.org/10.1186/s12905-018-0565-5
88. Ganz, C. (2017). Vergessene Mittel aus der Hausapotheke und vom Wegesrand für die Frauenheilkunde. Schweizerische Zeitschrift für Ganzheitsmedizin/Swiss Journal of Integrative Medicine, 29(5), 280–284.
89. Beer, A.-M. (2015). Vitex agnus-castus: Evidenzbasierte Therapie bei zyklusabhängigen Beschwerden. ZPT – Zeitschrift für Phytotherapie, 36, 4–9.
Nuriyeva, R. & Bachmann, A. (2022). Prämenstruelles Syndrom und prämenstruelle dysphorische Störung. Gynäkologische Endokrinologie, 20(2), 125–134.
90. Martin, D., Sale, C., Cooper, S. B. & Elliott-Sale, K. J. (2018). Period Prevalence and Perceived Side Effects of Hormonal Contraceptive Use and the Menstrual Cycle in Elite Athletes. International journal of sports physiology and performance, 13(7), 926–932.
91. https://de.statista.com/infografik/22555/anteil-der-gesetzlich-versicherten-frauen-denen-die-pille-verschrieben-wurde/#:~:text=Das%20zeigt%20die%20
92. Martin, D., Elliott-Sale, K., (2016). A perspective on current research investigating the effects of hormonal contraceptives on determinants of female athlete per-for-mance. Rev Bras Educ Fis Esporte, 30(4):1087–96.
93. Elliott-Sale, K., (2014). The relationship between estrogen and muscle strength: a current perspective. Rev Bras Educ Fis Esporte, 28(2):339–49.
94. Proctor-Gray, E., Cobb, K.L., Crawford, S.L. et al. (2008). Effect of oral contraceptives on weight and body composition in young female runners. Med Sci Sports Exerc. 7: 1205–12.
95. Myllyaho, M., (2016). Effects of hormonal contraceptives on physical performance and body composition. Master's thesis in Exercise Physiology, Department of Biology of Physical Activity, University of Hyväskylä. 79 ff.
96. Moser I., Glechner A., Ledinger D., Klerings I., Einfluss von Kontrazeptiva auf die sportliche Leistungsfähigkeit: Rapid Review. EbM Ärzteinformationszentrum; Mai 2022.

97. Skovlund, C. W., Mørch, L. S., Kessing, L. V. & Lidegaard, Ø. (2016). Association of Hormonal Contraception With Depression. JAMA psychiatry, 73(11), 1154–1162.
98. Palmery, M., Saraceno, A., Vaiarelli, A. & Carlomagno, G. (2013). Oral contraceptives and changes in nutritional requirements. European review for medical and pharmacological sciences, 17(13), 1804–1813.
99. McArthur, J. O., Tang, H., Petocz, P. & Samman, S. (2013). Biological variability and impact of oral contraceptives on vitamins B(6), B(12) and folate status in women of reproductive age. Nutrients, 5(9), 3634–3645. https://doi.org/10.3390/nu5093634
100. Bielenberg J. (1991). Folsäure- und Vitaminmangel durch orale Kontrazeptiva [Folic acid and vitamin deficiency caused by oral contraceptives]. Medizinische Monatsschrift fur Pharmazeuten, 14(8), 244–247.
101. Leung, K. S., Li, C. Y., Tse, Y. K. et al. (1996). Bone mineral density of the spine and femur in healthy Hong Kong Chinese. Journal of Bone and Mineral Research, 11(10), 1483–1493.
102. Dawson-Hughes, B., Harris, S. S., Krall, E. A. & Dallal, G. E. (1997). Effect of Kalzium and vitamin D supplementation on bone density in men and women 65 years of age or older. The New England Journal of Medicine, 337(10), 670–676.
103. Kerstetter, J. E., O'Brien, K. O. & Insogna, K. L. (2003). Dietary protein, Kalzium metabolism, and skeletal homeostasis revisited. The American Journal of Clinical Nutrition, 78(3 Suppl), 584S–592S.
104. Setchell, K. D. R. (1998). Phytoestrogens: the biochemistry, physiology, and implications for human health of soy isoflavones. American Journal of Clinical Nutrition, 68(6), 1333S–1346S.
105. Mauvais-Jarvis, F., Clegg, D. J. & Hevener, A. L. (2013). The role of estrogens in control of energy balance and glucose homeostasis. Endocrine Reviews, 34(3), 309–338.
106. Asnicar, F. et al. (2021). Microbiome connections with host metabolism and habitual diet from 1,098 deeply phenotyped individuals. Nature Medicine, 27(2), 321–332. https://doi.org/10.1038/s41591-020-01183-8
107. Valdes, A. M., Walter, J., Segal, E. & Spector, T. D. (2018). Role of the gut microbiota in nutrition and health. BMJ (Clinical research ed.), 361, k2179. https://doi.org/10.1136/bmj.k2179
108. Sims, S. T., Kerksick, C. M., Smith-Ryan, A. E. et al. (2023). International society of sports nutrition position stand: nutritional concerns of the female athlete. Journal of the International Society of Sports Nutrition, 20(1), 2204066.

109. Zhou, H., Liao, Y., Zhou, X., Peng, Z., Xu, S., Shi, S., Liu, L., Hao, L. & Yang, W. (2024). Effects of Timing and Types of Protein Supplementation on Improving Muscle Mass, Strength, and Physical Performance in Adults Undergoing Resistance Training: A Network Meta-Analysis. International Journal of Sport Nutrition and Exercise Metabolism, 34(1), 54–64. Retrieved Jan 8, 2024.
110. Nieman, D. C. & Pedersen, B. K. (1999). Exercise and immune function. Recent developments. Sports Medicine, 27(2), 73–80.
111. Garthe, I. & Maughan, R. J. (2018). Athletes and Supplements: Prevalence and Perspectives. International journal of sport nutrition and exercise metabolism, 28(2), 126–138. https://doi.org/10.1123/ijsnem.2017-0429
112. Herbold, N. H., Visconti, B. K., Frates, S. & Bandini, L. (2004). Traditional and nontraditional supplement use by collegiate female varsity athletes. International journal of sport nutrition and exercise metabolism, 14(5), 586–593. https://doi.org/10.1123/ijsnem.14.5.586
113. Smith, E. S., McKay, A. K. A., Kuikman, M., Ackerman, K. E., Harris, R., Elliott-Sale, K. J., Stellingwerff, T. & Burke, L. M. (2022). Auditing the Representation of Female Versus Male Athletes in Sports Science and Sports Medicine Research: Evidence-Based Performance Supplements. Nutrients, 14(5), 953. https://doi.org/10.3390/nu14050953
114. Smith-Ryan, A. E., Cabre, H. E., Eckerson, J. M. & Candow, D. G. (2021). Creatine Supplementation in Women's Health: A Lifespan Perspective. Nutrients, 13(3), 877.
115. Glenn, J. M., Gray, M., Stewart, R. W., Jr, Moyen, N. E., Kavouras, S. A., DiBrezzo, R., Turner, R., Baum, J. I. & Stone, M. S. (2016). Effects of 28-Day Beta-Alanine Supplementation on Isokinetic Exercise Performance and Body Composition in Female Masters Athletes. Journal of strength and conditioning research, 30(1), 200–207. https://doi.org/10.1519/JSC.0000000000001077
116. Ramírez-Campillo, R., González-Jurado, J. A., Martínez, C., Nakamura, F. Y., Peñailillo, L., Meylan, C. M., Caniuqueo, A., Cañas-Jamet, R., Moran, J., Alonso-Martínez, A. M. & Izquierdo, M. (2016). Effects of plyometric training and creatine supplementation on maximal-intensity exercise and endurance in female soccer players. Journal of science and medicine in sport, 19(8), 682–687. https://doi.org/10.1016/j.jsams.2015.10.005
117. Gordon, A. N., Moore, S. R., Patterson, N. D., Hostetter, M. E., Cabre, H. E., Hirsch, K. R., Hackney, A. C. & Smith-Ryan, A. E. (2023). The Effects of Creatine

Monohydrate Loading on Exercise Recovery in Active Women throughout the Menstrual Cycle. Nutrients, 15(16), 3567.

118. Kreider, R. B., Kalman, D. S., Antonio, J., Ziegenfuss, T. N., Wildman, R., Collins, R., Candow, D. G., Kleiner, S. M., Almada, A. L. & Lopez, H. L. (2017). International Society of Sports Nutrition position stand: safety and efficacy of creatine supplementation in exercise, sport, and medicine. Journal of the International Society of Sports Nutrition, 14, 18.
119. https://www.sportschau.de/regional/br/br-augen-zu-und-durch-wie-zyklus-basiertes-training-helfen-kann-104.html
120. Tomiyama, A. J. et al. (2010). Stress and obesity. Annual Review of Psychology, 61, 435–462.
121. Rosenbaum, M. & Leibel, R. L. (2010). Adaptive thermogenesis in humans. International Journal of Obesity, 34, S47–S55.
122. Moran, L. J. et al. (2019). Lifestyle changes in women with polycystic ovary syndrome. Cochrane Database of Systematic Reviews, (3).
123. Santini, F. et al. (2014). Lean body mass in the prediction of thyroid hormones levels in healthy subjects. European Journal of Endocrinology, 170(1), 73–79.
124. Speakman, J. R. et al. (2011). Set points, settling points and some alternative models: Theoretical options to understand how genes and environments combine to regulate body adiposity. Disease Models & Mechanisms, 4(6), 733–745.
125. Impey, S. G., Hearris, M. A., Hammond, K. M., Bartlett, J. D., Louis, J., Close, G. L. & Morton, J. P. (2018). Fuel for the work required: A theoretical framework for carbohydrate periodization and the glycogen threshold hypothesis. Sports Medicine, 48(5), 1031–1048.
126. Yeo, W. K., Paton, C. D., Garnham, A. P., Burke, L. M., Carey, A. L. & Hawley, J. A. (2008). Skeletal muscle adaptation and performance responses to once a day versus twice every second day endurance training regimens. Journal of Applied Physiology, 105(5), 1462–1470.
127. Schoenfeld, B. J., Aragon, A. A., Wilborn, C. D., Krieger, J. W. & Sonmez, G. T. (2014). Body composition changes associated with fasted versus non-fasted aerobic exercise. Journal of the International Society of Sports Nutrition, 11(1), 54. https://doi.org/10.1186/s12970-014-0054-7
128. Spriet, L. L. (2014). Exercise and Sport Performance with Low Doses of Caffeine. Sports Medicine, 44(S2), S175–S184.
129. Burke, L. M. (2008). Caffeine and Sports Performance. Applied Physiology, Nutrition, and Metabolism, 33(6), 1319–1334. doi:10.1139/H08-130.

130. Phipps, W. R., Martini, M. C., Lampe, J. W., Slavin, J. L. & Kurzer, M. S. (1993). Effect of flax seed ingestion on the menstrual cycle. The Journal of clinical endocrinology and metabolism, 77(5), 1215–1219.
131. Jaafarnejad, F., Adibmoghaddam, E., Emami, S. A. & Saki, A. (2017). Compare the effect of flaxseed, evening primrose oil and Vitamin E on duration of periodic breast pain. Journal of education and health promotion, 6, 85. https://doi.org/10.4103/jehp.jehp_83_16
132. Barnard, N. D., Holtz, D. N., Schmidt, N., Kolipaka, S., Hata, E., Sutton, M., Znayenko-Miller, T., Hazen, N. D., Cobb, C. & Kahleova, H. (2023). Nutrition in the prevention and treatment of endometriosis: A review. Frontiers in nutrition, 10, 1089891. https://doi.org/10.3389/fnut.2023.1089891
133. Farshchi, H., Rane, A., Love, A. & Kennedy, R. L. (2007). Diet and nutrition in polycystic ovary syndrome (PCOS): pointers for nutritional management. Journal of obstetrics and gynaecology: the journal of the Institute of Obstetrics and Gynaecology, 27(8), 761–773. https://doi.org/10.1080/01443610701667338
134. Flower, G., Fritz, H., Balneaves, L. G., Verma, S., Skidmore, B., Fernandes, R., Kennedy, D., Cooley, K., Wong, R., Sagar, S., Fergusson, D. & Seely, D. (2014). Flax and Breast Cancer: A Systematic Review. Integrative cancer therapies, 13(3), 181–192.